U0397641

吴皓 · 著

听力健康
全生命周期管理

耳科专家谈耳聋和听觉医学

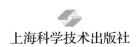

上海科学技术出版社

图书在版编目（CIP）数据

听力健康全生命周期管理：耳科专家谈耳聋和听觉
医学 / 吴皓著. —— 上海：上海科学技术出版社，
2021.7

ISBN 978-7-5478-5406-8

Ⅰ.①听… Ⅱ.①吴… Ⅲ.①耳聋—防治—问题问答
Ⅳ.①R764.43-44

中国版本图书馆CIP数据核字(2021)第124480号

听力健康全生命周期管理

耳科专家谈耳聋和听觉医学

吴皓　著

上海世纪出版（集团）有限公司
上海科学技术出版社　出版、发行
（上海钦州南路71号　邮政编码200235　www.sstp.cn）
上海盛通时代印刷有限公司印刷
开本　889×1194　1/32　印张　4.75
字数　130千字
2021年7月第1版　2021年7月第1次印刷
ISBN 978-7-5478-5406-8 / R·2332
定价：48.00元

本书如有缺页、错装或坏损等严重质量问题，请向工厂联系调换

内容提要

世界上5%以上的人有残疾性听力损失，耳聋的防治已经成为一大社会性问题。耳聋的防治效果很大程度上取决于患者对疾病的认知，由于当前医护人力紧张，日常工作中难以对患者进行系统的科普。本书由我国著名耳外科专家和听力学家吴皓教授撰写，基于作者三十多年临床工作中对患者进行的科普教育经验，对耳聋和听觉医学进行了全面的解读。

本书分为"耳聋防治与听觉医学发展历程"和"听力健康管理"两部分，前一部分带领读者全面了解耳聋与听觉医学，第二部分收录了耳聋病因、诊断、治疗和康复等方面患者和家属最为关心、最需要了解的问题，可供患者及其家属随时查阅解惑。

本书简明实用，通俗中体现权威，普及中突显专业，可以帮助人们早期识别耳聋，使其得到及时、有效的治疗。

序

王正敏

中国科学院院士

耳聋防治是世界性的重大课题和难题。其难点有两个，一是耳聋的早期识别，二是耳聋的正确干预。人类的听觉皮质需要接收到声音刺激才能发育，而随着年龄增长，皮质发育会停止。因此，先天性耳聋如果不能在出生后早期被发现并得到干预，患儿就会出现聋哑。但婴儿听力障碍的早期识别是一个难点，家长往往是在发现儿童超过2岁还不会说话时才带孩子去就诊，但这时进行听觉干预往往已难以使儿童获得正常言语发育的能力，导致难以治疗的聋哑。老年性聋往往被家人甚至患者本人忽视，人们常认为人年纪大了听力差一点很正常，不需要什么处理，导致患者的生活质量和认知能力下降。耳聋识别后需要尽早干预，外科手术、助听器验配、人工耳蜗植入等手段基本能够使听力得到不同程度的恢复，甚至可恢复到接近正常的听力水平。

本书作者吴皓教授长期从事耳外科和听觉科学领域的临床和研究工作，他在新生儿听力筛查技术、策略研究和推广以及婴幼儿人工听觉脑干植入手术等方面做出了重要的贡献。

耳聋的早期识别和正确干预离不开科学普及教育，以增加患者对耳聋危害的认识，提高耳聋自我识别能力。此书把深奥、枯燥的听觉医学和耳聋问题讲得通俗易懂、浅显生动。吴皓教授在繁忙工作之余能执笔撰写这本科普书，体现了他对耳聋防治工作的矢志不移。我很高兴为本书作序，深信读者阅后能对我国耳聋防治方面的主要工作有更具体的了解，并从中获得裨益。

王正敏

序

韩德民

中国工程院院士

中国作为人口大国，耳聋防治工作始终是国家卫生健康事业的一项重要任务。据不完全统计，我国听力障碍者至少有2 370万人。听力障碍最常见的致病因素中，儿童遗传性聋占有一定比例，如果不能在出生后早期被发现，并及时进行听力康复干预，就会出现因聋致哑。随着我国步入超老龄化社会，老年性聋成为困扰老年人的主要慢性疾病，其不仅是听力障碍问题，还带来不少的心理问题和情感问题。耳聋会使老年人交流困难，变得孤僻、抑郁，导致脑功能下降，也是阿尔茨海默病的主要危险因素。因此，耳聋防治工作对于践行健康中国战略意义重大，耳聋防治工作者任重而道远。

吴皓教授团队长期致力于新生儿听力筛查技术和防治策略的研究，着力于新生儿出生后先天性耳聋的早期诊断。他带领国内新生儿听力筛查专家组制定国家新生儿听力筛查技术规范，构建国家新生儿听力筛查体系，是国内最早开展婴幼儿早期人工耳蜗植入的临床医生之一，并成功开展了国内首例婴幼儿人工听觉脑干植入手术，开创了新生儿听神经功能缺陷治疗的先河。同时，吴皓教授在耳聋发病机制研究方面也开展了诸多开拓性研究，为噪声性聋、老年性聋的预防和治疗提供了理论依据。

　　要取得满意的耳聋防治效果，不仅需要先进的防治技术，更需要患者及家属对疾病有正确认知，在这些领域，我们还有很多工作要做。本书全面介绍了耳聋的病因、治疗和康复技术，语言通俗易懂，讲解深入浅出。作为一本科普图书，其难能可贵，愿为之作序，希望听力障碍人群都能享用现代听力康复技术，听清美好世界动人的声音。

林必民

前　言

吴　皓

　　回顾历史，耳聋基本伴随着整个人类发展史，对聋人的关注体现着社会文明的进步。中国历史上有着优良的传统，一直高度重视聋人教育、使聋人融入社会。近现代听觉医学的发展、人耳的解剖学和组织学的研究，使人们逐渐认识了声音传导的通路和过程。内耳生理学和细胞电生理学的发展让人们理解了声信号转化成电信号的听觉感知机制。现代医学科技的发展，助听器的集约化、小型化和智能化，使耳聋人群的生活质量得到极大的提高。人工耳蜗技术是人类仿生学上最伟大的成就之一，使耳聋能够真正被治疗，听觉可以被重建。针对先天性耳聋的新生儿普遍听力筛查技术体系的推广，使"因聋致哑"可以被避免。

　　随着我们对听觉机制的不断认知，我们更加深刻地体会到听觉科学的博大精深，更加敬畏生命科学的复杂精细，更加深刻地认识到我们在这一领域仍然很无知。我们所做的一切都是希望耳聋人群能获得正常的听力，恢复"出厂设置"，但到目前为止，这依然是遥不可及的目标。任何科学实践的进步都只是向着目标更进一步，对听觉医学更远的期望是听觉装置能够超越人耳的功能。随着人工智能和脑科学的发展，我们相信这终究可以实现。

　　我有幸在三十余年的医生生涯中一直以耳聋防治为工作主线，并取得了一点点成就。本书基于我多年来在耳聋领域的学术研究成果及与患者沟通的相关经验撰写，力求以浅显易懂的语言，结合图片和表格，将耳聋相关的科学内容做一个全面的解读，对耳聋的危害、识别、诊断、治疗做详细的介绍。由衷希望本书可以帮助人们提高对耳聋早期识别和正确治疗的认识，从而有效地预防和治疗耳聋。

由于水平有限，难免有偏差和遗漏，在此恳请读者指正。

目　录

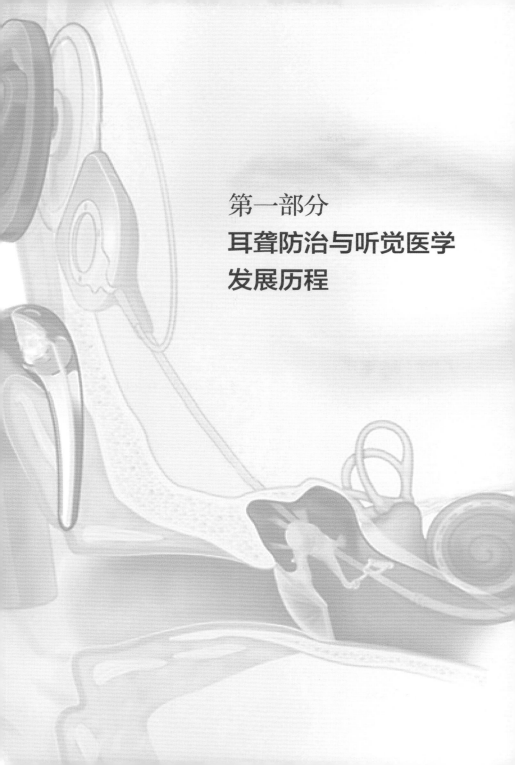

第一部分
耳聋防治与听觉医学
发展历程

耳聋防治的历史

最早关于耳聋的记载是公元前1500年，古埃及人当时已经意识到"任何人口大量集中的地方都可能存在和发现聋人"，而且当时已经观察到先天性耳聋和后天性耳聋的差别。近3 000年的时间里，在西方某些地方后天性耳聋患者被认为是正常人，而先天性聋哑患者遭到广泛的歧视，不能工作，没有继承权。直到中世纪后期才有修道院集中管理聋人的记录，但当时并不认为聋人可以接受教育而成为正常人。文艺复兴时期，人文主义思想萌芽，1550年，意大利医生 Girolamo Cardano 开始对耳聋病因进行研究，成为聋人教育的奠基人。1770年，法国人 Abbé Charel Michel de L'Epee 在巴黎创办世界第一所聋校，成为手语教学体系鼻祖。1778年，德国人 Samuel Heinicke 在莱比锡聋校创立了纯口语教学体系，成为口语教学体系创始人。整整200年，聋人教育始终采用隔离性的社团互助模式，注重生物学因素而忽视社会心理学研究，聋人虽然能够勉强自食其力，但始终以聋人群体为依托，难以进入主流社会。直到20世纪80—90年代，随着医学人文思想的发展、科技的进步，聋人教育开始出现"正常化"趋势，进入"全纳教育"时代，主张聋人应该更多地与普通学生一起受教育，并逐渐淡化手语教育体系。

相比于西方，中国历史上对待聋人更加人性化，社会上认为聋人就是正常人。从一些史实资料里发现，中国至少在商代，就出现了公有性质的残疾人教育。商代的聋人文化教育机构叫作"瞽宗"，聋人习字后可以帮助史官整理材料。孔子提出"有教无类"，无论言语、听力是否正常，都应该接受同样的教育，开启了中国长达2 000年的聋人和正常人共同学习的先河。墨子秉承"兼爱"荆南组织了"皇家卫队""暗士"，开辟了从秦到明的"皇家聋人卫队"传统。出于皇帝和卫队交流的需求，中国很早就建成了完善的手语体系，几乎每一个皇帝都能熟练掌握手语。五代末年聋人将军杨信在陈桥驿将黄袍披在赵匡胤的身上，在他的影响下，宋代实现了聋人地位平等，出现了许多著名聋人学者和医生，聋人学校和聋人文化日趋成熟，手语翻译在知识阶层中广泛传播，苏轼就曾是手言通译。杨信家族是中国最著名的聋人家族，其耳聋应该是常染色体显性遗传性聋，其后裔杨方中是民国时期中华聋人军团的首领，杨炯煌是21世纪初中国台湾著名的聋人律师和社会活动家。

崖山海战之后，古代人文主义精神式微，对聋人的重视和残疾教育日渐衰落。晚清时期，国力日衰，以国家为主导的聋人教育培训体系完全崩解，反而是西方传教士在中国开启了近代聋人教育的先河。1887年，Mills夫妇决定在中国创办聋哑学校，于1888年（光绪十四年）在登州成立启喑学馆，初聘当地华人李元恺助教，招生2人，后增至4人，经费由美国基督教长老会提供，学生衣食全由学馆提供，是中国近代第一所聋人学校。历时六十年间，在那个多数听力健全孩子尚无缘接受教育的年代，启喑学馆为许许多多的耳聋孩子开启了崭新的人生，使他们"且得人生快乐，毕业以后，能写能算，能谋生计，自立自养，不再专靠别人"；启喑学馆堪称中国聋人教育师资的"黄埔军校"，全国很多聋人学校的创办者最初都是在那里接受的培训。随后几十年间，北京、上海、江苏、湖北、四

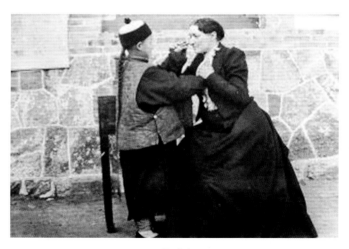

Mills 夫人

川相继建立了聋人学校,当时的聋人学校的主要办学模式是由社会贤达出资,校长、教师多为聋人或其家属,这导致了学校的延续性比较差,没有国家统一的管理机构和师资教材。

中华人民共和国成立后,1951年10月政务院颁布关于改革学制的决定,初步奠定国家主办特殊教育的办学模式。据1976年统计,中国盲聋学校269所,在校学生29 000人(数据不包括香港、澳门、台湾),随后中国逐步形成了比较稳定的以特教班为主体的聋人教育学校。1987年全国残疾人抽样调查结果显示,全国共有听力言语残疾者1 770万人,占总人口1.6%。2006年第二次全国残疾人抽样调查结果显示,全国共有听力言语残疾者2 004万人。为了提高残疾儿童入学率,很多地区采取了在普通学校中设特殊教育班的形式,后来演化为"随班就读"形式。至20世纪90年代末,中国逐步形成了比较稳定的以特殊教育(特教)为主体的聋人教育模式,80% ~ 90%的聋哑儿童少年在特教学校就读,截至2000年底,全国盲聋学校共有1 648所,在普通学校附设特教班4 567个,在校学生58.9万人。中国在国家层面基本实现对聋人的教育和工作生活保障。

听觉医学的形成和发展

听觉医学是一门研究生理病理状态下听觉功能及听力障碍康复的科学，最初源于听力检测技术，属耳科学范畴。其基础是耳的解剖和生理，以及有关的声学知识；以后随着电声和数字信号处理及芯片等技术的发展以及对基础医学认识的不断提高而发展，逐渐成为一门独立的学科，该学科涉及多门学科，包括耳科学、神经科学、生理学、病理学、心理学及教育学等。

听觉理论是解释听觉现象及其机制的学说，声波如何引起听觉，一直是人们感兴趣的问题，一个完整的听觉理论应当是对整个听觉机制的阐述。在医学科学史中，有许多杰出科学家为听觉医学和耳科学的发展做出了不朽贡献，从耳的解剖到生理、从耳科学各种检查技术的发明到耳科疾病治疗手段的创新，他们使听觉医学成为科学。

早在文艺复兴时期，近代解剖学创始人 Andreas Vesalius（1514—1564）在1543年发表了划时代的著作《人体的构造》（*De corporis humani fabrica*）。Vesalius 对卵圆窗、蜗窗、鼓岬、前庭、半规管和咽鼓管进行了简单描述，并命名了锤骨、砧骨和镫骨。尽管他对耳科学解剖方面的贡献比不上对大体解剖的影响，但仍被认为是最早的耳科解剖学家。与 Vesalius 同时代的 Bartolomeo Eustachi（1513—1574）第一次正确描述了听骨、内耳蜗轴，尤其是发现了连接鼻咽部和中耳的咽鼓管（Eustachian 管）。Girolamo Cardano（1501—1576）于1550年发现了听觉的骨传导现象，他将震动的音叉置于门齿上，可以感觉到声音，这说明声音可以通过骨质传到内耳感觉装置。

Antonio Scarpa（1752—1832）发现了 Scarpa 神经节（前庭神经节），准确描绘了耳蜗前庭神经终末支分布及膜迷路和内淋巴，圆窗结构也是他首先发现。他虽然也发现耳蜗两个骨性部分之间有一空间位置，但真正发现了耳蜗里的骨性蜗轴是 Friedrich Christof Rosethal（1780—1829），耳蜗螺旋管伴随鼓阶绕着蜗轴旋转，被称为Rosethal管，内有耳蜗螺旋神经节。

　　内耳的解剖更为精细，是声音感知的关键，Alfonso Corti（1822—1876）创建了内耳解剖与组织学，发现了螺旋器（Corti器）、柱细胞（pillar of Corti）、Corti隧道（tunnel of Corti）、外毛细胞、盖膜（Corti's membrane）和基底膜。他的工作使同时代的学者对内耳组织产生了浓厚的兴趣，Ernst Reissner（1824—1878），第一次揭示了内淋巴膜迷路是一个封闭的系统，描述了迷路中的前庭膜，后来被命名为Reissner膜。Otto Friedrich Deiters（1834—1863）描述了内毛细胞和现在以他的名字命名的支持细胞，即Deiters细胞。Viktor Hensen（1835—1924）描述了现在以他的名字命名的Hensen细胞和盖膜上的Hensen纹。Friedrich Matthew Claudius（1822—1869）描述了现在以他的名字命名的细胞（Claudius细胞），该细胞位于螺旋器上Hensen细胞的外侧。Arthur Boettcher（1831—1889）描述了现在以他的名字命名的细胞（Boettcher细胞）和Boettcher管（连接球囊和椭圆囊的小管），并发现了内耳与蜗神经的联系，即Boettcher神经（位于内听道内的耳蜗神经）。

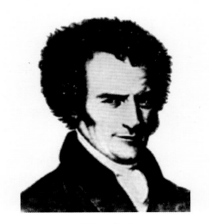

Alfonso Corti

　　至此，人们已经了解到了声音传递的通路：声波由外耳道空气传至鼓膜，并通过鼓膜的振动传递给中耳的三块听小骨，锤骨、砧骨和镫骨，通过它们将振动送到内耳中。内耳的耳蜗是主要的听觉器官，由前庭阶、鼓阶和位于中间的蜗管组成，是一封闭小室，当前庭阶起点处的卵圆窗内移时，鼓阶末端的圆窗（蜗窗）就向外凸出，声音的压力波就这样穿过内耳液，使位于蜗管的基底膜产生位移。基底膜由 24 000 多根并行的纤维构成，这些纤维顺着耳蜗的纵向渐渐展宽。而耳蜗可以对声音的频率进行初步分析，耳蜗底部感受高音调，顶部感受低音调，中等音调的感受则与耳蜗中部有关。

　　但是，真正发现不同频率和强度的声音如何被感知，依赖于听觉生理学的创建。Hermann von Helmholtz（1821—1894）在视觉及听觉生理学两个领域取得了杰出的成就，他把耳解剖、耳生理、物理、数学、听觉心理融为一体，用认识论的方法分析感觉、神经传导、音乐理论与外部世界之间的联系，将 Corti 描述的内耳解剖与音调和共振结合起来，提出了类似于钢琴弦共鸣的共振理论。Helmholtz 认为，耳的不同部位因不同的

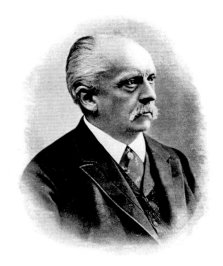

Hermann von Helmholtz

音调而振动，内耳的基底膜接收到感觉后，再把感觉传导到听神经纤维。他把耳蜗基底膜视为对不同频率声波的共振元件，这些元件选择性地对一定频率的声波发生共振。近蜗底的横纤维短，与高频音共振；近蜗顶的横纤维长，与低频音共振。声音是由各种频率的基本振动混合而成的，每个声音激起基底膜某些纤维的同时振动。哪一部分基底膜共振，哪里的毛细胞就兴奋，声音就由此转为神经冲动，经听神经传入中枢，引起音调的感觉。根据共振学说，频率16～20 000赫兹（Hz）的声波是由基底膜上大约24 000根横纤维分别予以共振而得到初步分析。共振学说在实验及临床上也得到证明，如蜗底受伤，则高音感受发生障碍；蜗顶受损，则低音感受消失。

Georg von Békésy（1899—1972），匈牙利裔美国物理学家，原先从事匈牙利电话系统的声学研究工作。20世纪40年代，横纤维的共振现象因一些实验事实而受到怀疑，Békésy设计了一台用于测量听觉功能的听力计，在1951年对刚去世的人的耳蜗进行了直接观察，未发现基底膜的横向纤维有足够产生共振的张力，因此他认为将基底膜的横向纤维视为共

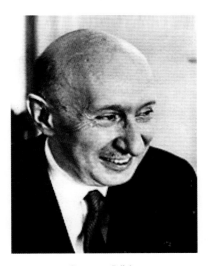

Geory von Békésy

振元件是不正确的。他采用人工方法代替镫骨以不同频率振动卵圆窗时，发现有一大段基底膜以行波的方式随之振动。振动从蜗底开始，逐渐向蜗顶推进，其幅度也随之逐渐加大，直到基底膜的某一部位，振幅达到最大值时，振动即停止前进而逐渐消失，就像人在抖动一条绸带时，有行波沿绸带向远端传播一样。对不同频率的声波刺激，基底膜最大振幅所在部位也不同，声波频率越低，最大振幅所在部位越靠近蜗顶；声波频率越高，其最大振幅所在部位越靠近蜗底镫骨底板。频率分析决定了基底膜行波的最大振幅所在部位，这就是听觉的行波学说（traveling wave theory）。行波学说目前已为大多数学者所公认，1961年，Békésy因"发现了耳蜗内部刺激的物理机制"而荣获诺贝尔医学和生理学奖，成为在听觉医学范畴中第一个获得诺贝尔奖的物理学家。他的研究生涯可以用诺贝尔奖评语加以概括："毫无疑问，如果没有Békésy，我们就不可能对听觉刺激和物理机制有如此清楚的了解。"

1922年，两位美国科学家J. Erlanger和H. S. Gasser首先用阴极射线示波器记录神经动作电位，并证明神经纤维越粗，传导冲动的速度越快，这一方法学上的进步奠定了现代神经电生理学的技术基础，他们两人因此而获得1944年诺贝尔奖。早期的电生理技术只能记录大量细胞的同步电活动，以后逐渐向微观方面发展，1949年，G. Ling和R. W. Gerard开始用微电极插入细胞内记录其电活动，使电生理技术达到细胞水平。1976年，E. Neher和B. Sakmann应用改进的膜片钳技术，可以记录细胞膜上单个离子通道的电流量，为从分子水平阐明神经元活动打下基础，他们也因而获1991年诺贝尔奖。从神经解剖学来看，自耳蜗到大脑听皮质的神经通路是所有感觉通路中最复杂的，神经电生理学研究证实，单个神经纤维的放电多发生在刺激波形的特定相位上。因此，在听神经纤维的放电模式中包含着刺激的时间信息。此外，不同的听神经纤维对不同的声刺激频率也有其特有的频率选择性，并且具有不同频率选择性的纤维，在听神经中又是按一定次序排列的。对高频选择反应的纤维在听神经束的外周，从神经束的外周到中心，神经纤维可选择的频率由高到低依次降低。这表明,频率分析沿基底膜分布的位置原则在听神经中被保存了下来。近年来的一些研究还证明,这种音调定位的组织结构沿着听觉系统传导通路直到大脑听皮质区也都明显地存在着。听觉电生理的研究结果解释了不同频率的声波从耳蜗到听神经到大脑听觉皮质都是一种精确的点对点的传递。我们平时听到的声音,其实是不同强度不同频率的声波组合,经过外耳道扩音、鼓膜和听小骨振动传递到内耳,内耳将不同频率的音波分解精准传递到听觉皮质,然后听觉皮质再将这些不同强度的刺激整合,形成听觉感知。但总的说来,听觉系统如何加工来自外周的听觉信息以及如何产生听觉,对此,我们仍然知道的很少。

那为什么有些人五音不全、唱歌荒腔走板呢?听觉系统高级中枢的多数神经元只对刺激的某些特征发生反应,使不同水平的中枢都具有相当复杂的功能。对于声音频率的识别不一定必须在大脑皮质进行,音高的辨别似乎也可以在听觉中枢的低级水平上进行;而大脑皮质的功能很可能是存储和分析那些比音高更为复杂的刺激因素,如言语、音乐旋律的时间序列等。平时乐感很好的人可能是大脑听皮质"内存"和"CPU"更加高级一点吧。

20世纪90年代以来,科学家们在破译听觉耳聋基因及其功能的研究方面取得了突破性的进展,至少有50%的耳聋是由于耳聋基因的单独或者协同障碍引起的。聋病分子病理机制研究成为听觉医学的新方向。听觉相关基因的发现给我们展示了听觉功能的分子奥秘。了解这些基因在毛细胞结构、细胞外基质、离子内环境稳态、转录因子等各个方面作用,以及对耳聋表型的影响,将极大地提高我们对听觉的分子病理机制的理解。同时,基因敲除是近年来发展和成熟起来的一项生物学新技术。通过在小鼠胚胎干细胞基因组水平的同源重组,造成目的基因的缺失突变,可以了解基因缺失后对发育、生长、衰老,以及器官、组织或细胞结构功能的影响,从而既可确切地从整体水平研究基因功能,又可建立疾病的动物模型。建立这样的基因缺陷导致聋病的动物模型,可以作为听功能基因研究的新平台,将对听觉基因功能和聋病的分子机制研究有重要的意义,为最终的聋病基因治疗提供理论上的实验依据。

内耳毛细胞丧失是导致耳聋尤其是噪声性聋和老年性聋的主要原因,哺乳动物毛细胞不能再生,有趣的是鸟类的毛细胞可在损伤后自然再生,因此科学家们一直在研究如何通过促进毛细胞的再生而重获听力。科学家通过导入 *Hath1* 基因到新生大鼠的耳蜗细胞中,在试管中培养出新毛细胞,然后通过导入 *Math1* 基因成功诱导豚鼠生长出新的毛细胞。用一种经过改造无毒的病毒做载体,密歇根大学 Yehoash Raphael 领导的研究小组在 *Math1* 基因转基因小鼠中检测到新形成的毛细胞,还发现神经元向这些新毛细胞伸出了分支状的轴突。这些研究表明,基因转移可能可以成功再生成熟内耳的毛细胞。但这一技术应用到耳聋患者的治疗还是一个遥远的目标,只有等到开发出更安全、无须病毒的基因治疗载体系统后才能进行人体临床试验。

"聋而不哑"的实现

很久以前，人们就发现出生时就是耳聋的人不会说话，即先天性耳聋会导致聋哑。20年前，我们的周围总有聋哑人的存在，近年来可能大家会有感觉，现在似乎碰不到聋哑人了。这包含着一个历时20年的故事。

先天性听力障碍是人类最常见的出生缺陷之一，先天性耳聋发病率极高（1‰ ～ 3‰），我国每年新增加近6万名听力障碍的新生儿，若未能及时接受有效的干预治疗，可导致重大残疾后果（聋哑），给患者及其家庭带来巨大痛苦，造成沉重的社会负担，并直接影响我国人口素质。

耳聋其实是可以通过各种方式干预，重获听力，但是早期识别耳聋异常重要。人类的听觉皮质需要收到声音刺激才能发育，且随着年龄生长，发育会停止。通俗地说，听得见才会说话，听得清楚才说得清楚。一般来说耳聋的儿童在1岁左右重建听力，言语语言能力能达到正常人水平；超过3岁基本不能拥有正常言语语言能力；5岁以上识别干预不能获得言语交流能力；超过8岁干预只能听见声音但不能听懂意思，更不能获得言语能力。但婴儿听力障碍的早期识别是困难的，家长的识别往往是发现儿童超过2岁还不会说话才去就诊，很多地方认为"贵人语迟"，导致很多小孩到了四五岁才被诊断耳聋，这时候听觉干预也不能使儿童获得正常言语发育，导致聋哑。其实"十聋九哑"是悲剧，只要早期发现就可以被解决。

20世纪90年代末，国内的专家学者对新生儿期鼓室和外耳道的结构和生理特征的改变进行观察，并通过对不同筛查方法的研究，确定畸变产物耳声发射技术（DPOAE）是一种成本较低、环境要求简单和敏感性高的有效方法；他们还率先提出了两阶段听力筛查方案，使得筛查假阳性率大大降低。该方案被确定为我国新生儿听筛查项目全国实施推广方案和选定的听力筛查技术，实现了新生儿听力筛查研究技术成果转化的重大突破。

2002年，沈晓明、吴皓团队在国内首先建立了适合我国国情的新生儿听力障碍早期诊断及综合干预的技术体系，推动上海市卫生局颁布

《上海市新生儿听力筛查和诊治方案》并成立"上海市儿童听力障碍诊治中心";牵头实施上海市新生儿听力筛查工作。这标志着全国新生儿听力筛查工作已全面启动,这也是首次在特大型城市中建立新生儿听力障碍筛查、早期诊断和综合干预的规范化网络体系。迄今为止,上海市内新生儿听力筛查覆盖率达95%以上,使2002年后上海市新出生的听力障碍新生儿在3个月内得到确诊,6个月内得到系统干预,全面实现听力障碍儿童"聋而不哑",为全国性推广新生儿听力筛查奠定了基础。

2004年,《新生儿听力筛查的技术规范》和《新生儿听力筛查培训教材》相继出台,使全国范围内的新生儿听力筛查工作得到统一规范。2005年,卫生部组织全国10省市的有关专家和行政管理人员在上海召开了新生儿听力筛查推广会,针对我国偏远地区建立我国不同区域新生儿听力筛查模式。

2009年,国家卫生部将新生儿疾病筛查写入《中华人民共和国母婴保健法》,同时在《新生儿疾病筛查管理办法》中将听力障碍纳入三大新生儿疾病筛查项目,为此成立国家卫生部新生儿听力筛查专家组,

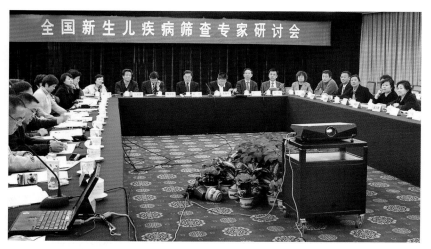

2009年4月,卫生部新生儿疾病筛查专家组成立暨第一次工作会议在北京召开,吴皓教授被推选为新生儿听力筛查专家组组长

由吴皓担任专家组组长,负责全国新生儿听力筛查项目工作。为了使我国新生儿听力筛查工作能够向广度和深度推进,建立中国新生儿听力筛查、早期诊断及早期干预体系,2010年,"全国新生儿听力筛查干预项目"启动会召开,专家组修订了《新生儿听力筛查技术规范(2010年版)》,并由卫生部颁发文件。

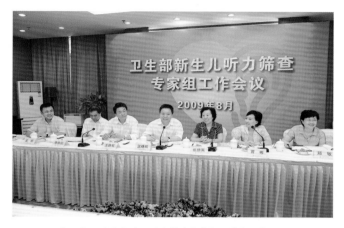

2009年8月,卫生部新生儿听力筛查专家组工作会议在上海召开

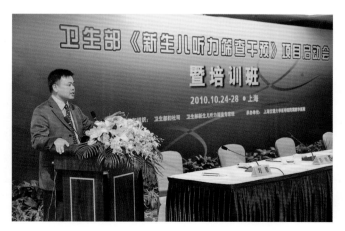

吴皓教授在卫生部"全国新生儿听力筛查干预"项目启动会暨培训班上为学员们授课

　　2012年，吴皓团队主持卫生行业专项项目"我国耳鼻重大疾病的早期发现、规范诊治和防控"，建立"新生儿听力筛查、早期诊断及早期干预体系"在全国范围内得到推广应用，再版了《新生儿听力筛查培训教材》（2014年，人民卫生出版社）。通过对上海市新生儿筛查工作10年（2002—2012年）逾140万例新生儿听力筛查数据的卫生经济学分析，表明其经济效益比为10.8：1.0，为国家乃至世界耳聋防治相关政策的制定

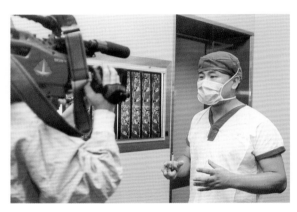

2005年9月，吴皓教授为上海市"复聪行动"第一例人工耳蜗植入儿童进行植入手术后接受上海电视台记者采访

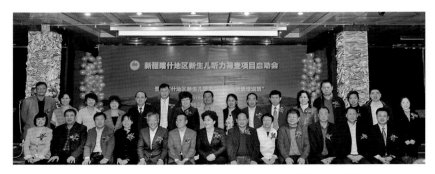

2012年11月，吴皓教授参加新疆喀什地区新生儿听力筛查项目启动会

提供了重要依据。目前上海的新生儿听力筛查、早期诊断及早期干预体系，已作为国家卫生和计划生育委员会推荐模式应用在全国范围内新生儿听力筛查。2011年，项目实施前全国新生儿听力筛查率低于40%，至2014年快速上升到77.4%，2019年已超过80%。该项目成为迄今为止国际上筛查人数最多、覆盖面最广的新生儿听力筛查体系。

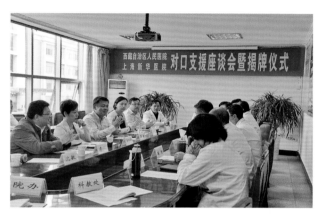

2013年8月，任上海交通大学医学院附属新华医院副院长的吴皓教授带领专业团队对口支援西藏自治区人民医院

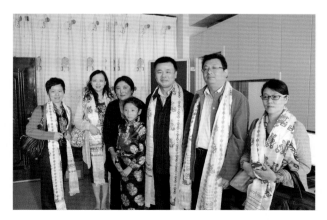

吴皓教授团队和西藏自治区第1位人工耳蜗植入者（吴皓教授手术）合影留念

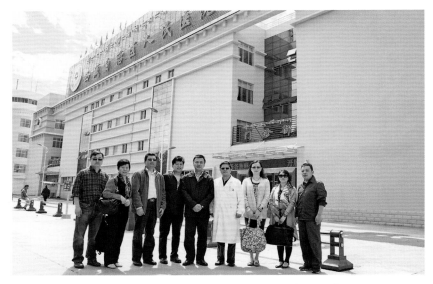

吴皓教授团队在支援西藏自治区人民医院工作中合影留念

2016年和2017年，吴皓团队牵头制定了《婴幼儿听力障碍诊断干预指南》和《儿童听力障碍诊治中心标准》。经过长达近20年的不懈努力，新生儿听力筛查项目成功地实现了从基础到临床研究、成果医学转化，再到政府实施和大力推广应用得完整的链条，已成为国内外医疗行业中最成功的典范之一。

20年过去了，新生儿听力筛查已是解决先天性耳聋问题的最有效方法，成为我国耳聋防治的重要国策。我国新生儿听力筛查取得了举世瞩目的卓业成就，成为我国卫生健康领域最成功的典范之一，它解决了我国先天性耳聋问题，使我国已经做到基本消灭聋哑。整个项目的实施都是在政府主导和专家推动下进行，是充分体现我们国家的制度及体制优势的鲜活实例。

耳聋的治疗历史——助听器

助听器本质上就是一个放大器,把声音放大使聋人感知到声音。最简单的助听器就是人手,将手掌放在耳朵边形成半圆形喇叭状,可以很好地收集声音。虽然,这种方法的增益效果仅为3分贝(dB)左右,但是,几千年来这是最自然的也是唯一的助听方法;现在除了用于表情包,似乎人手助听已经没有用途。受到手掌集音的启发,古代人发明了各种形状的、简单的机械装置,如"耳喇叭""听管",很长的像听诊器一样的"讲话管"。大家认为听管越长集音效果越好,所以有的听管长达几十厘米,甚至一米多。听别人讲话时用手拿着听管伸到别人的嘴边,的确提高了听觉,也提醒讲话者尽量大声讲话。这种简单的机械助听装置一直使用了几百年,直到19世纪,才逐渐被炭精电话式助听器取代。1878年,美国科学家Alexander Graham Bell发明了第一台炭精式助听器。Bell一直注重于助听器的研发,在助听器研发过程中顺手发明了电话,他曾告诉家人,他更愿意让后人记住他是聋人的老师,而非电话的发明者。

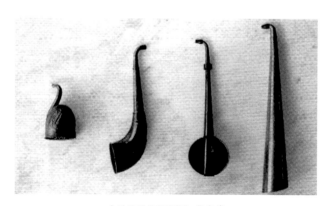

古时候的"助听器":集音管

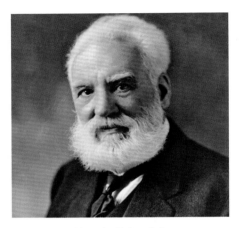

Alexander Graham Bell

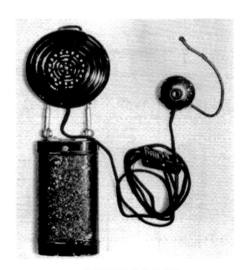

Bell发明的炭精式助听器

随后,助听器的发展史就是一部半导体工业微型化集成化的历史。1890年,出现第一代电子管助听器,1904年开始批量生产助听器。到20世纪40年代,助听器在技术上已经有了很大的发展和提高,能够满足聋人的基本需要,但是体积笨重如17寸电视机而且噪声极大。集成式助听器出现在1943年,将电源、传声器和放大器装在一个小盒子内,就是现代盒式助听器,体积也越来越小,最后和香烟盒一样大,携带已非常方便。1948年,半导体问世,使助听器小型化集约化成为可能,1956年,耳背式助听器出现,目前已成为全球销售量最大的助听器。1957年,耳内式助听器问世,随着大规模集成电路的出现,助听器的体积进一步减小,半耳甲腔式、耳道式、深耳道式助听器相继出现,在很大程度上满足了患者心理和美观上的需要。

1988年,出现的可编程助听器,可以变换多个聆听程序,达到最舒适的听觉感受。可编程助听器采用广角麦克风和指向性麦克风,可在日常生活中和嘈杂环境中运用不同的聆听模式,使听到的声音更为清晰,其定向性甚至可以用于监听。

我们相信,助听器的体积会越来越小,功能会越来越强大,能造福更多的聋人。我们更大胆的推测,随着人工智能的发展,助听器的将来不仅仅是一个声音放大器,而是集助听、音乐、电话、虚拟现实、自动翻译、定向识别增强为一体的可穿戴设备,成为每个人的必需。

耳聋的治疗历史——人工耳蜗

　　人工耳蜗和助听器的根本区别在于，助听器是利用人体本身残余听力提高人类感受语言能力，而人工耳蜗是自身耳蜗功能代替，通过电信号感知听力。人工耳蜗是现代仿生学最伟大的成就，使聋人能够真正意义上恢复听力。

　　Benjamin Wilson 是 18 世纪的科学家，从事电学研究，没有医学知识，既不懂耳蜗，也不知道听神经电刺激。有一天他突发奇想，拿绕着电线的药瓶放在自己两个太阳穴，然后通上电，也许本来想开发大脑，结果他却发现耳朵对电流有听觉反应。Alessandro Volta（发明了电池，单位伏特是以他的名字命名的）证实了电刺激可以直接激起人体的听、视、嗅和触觉感知。"当电路接通的那一刻，我觉得我的头被震了一下，过了一会我开始听见一种声音，或者说是一种噪声，我无法确切描述：那是一种带着电火花的噼啪声，好像有什么黏稠的东西被煮沸了……这种可怕的感

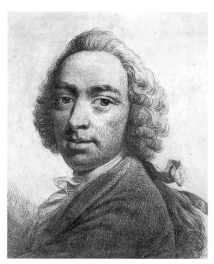

Benjamin Wilson

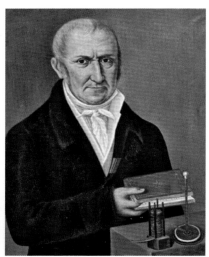

Alessandro Volta

觉让我不敢再继续重复这个实验,因为我觉得对大脑的电击很危险",由于他的实验过于超前,其后近150年没人再次重复这种实验。此后在很长的一段时间里没有被人提起,直到近代才被人翻出来作为电刺激产生人工听觉的最早例子。

Andre Djourno 最早利用青蛙的神经组织做各种的电生理实验(如用电刺激膈神经产生人工刺激的呼吸运动),他发明了一种可植入的电刺激器,而且这个刺激器采用了很先进的经皮刺激而不是穿皮刺激的模式。Charles Eyries 是一位耳鼻喉科医生,他最早研究方向是面神经的修复,与 Andre Djourno 在同一个医学院相互认识但没有任何的交集。1957年,Charles Eyries 遇到了一位57岁的双侧严重的胆脂瘤型中耳炎患者,准备做右侧手术;而几年前他的左耳做了颞骨次全切除术,导致左侧极重度的感音神经性聋和面瘫。在手术之前 Eyries 考虑给他作面神经移植术,希望术后保留一点面神经功能;然后,Eyries 遇到了 Djourno,其建议在考虑面神经移植的同时,不如用他的刺激器刺激听神经,使患者恢复部分听觉。Eyries 考虑到患者的状态已经不能再差了,同意了 Djourno

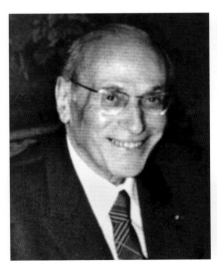

Andre Djourno

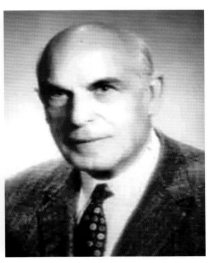

Charles Eyries

的要求，而且这位患者了解了他们两个人的建议后也很快地同意了。手术在1957年的2月25日进行，在术中Eyries完成了面神经移植术后，他们检查了残余的听神经的近心端，并把刺激电极植入到残余的听神经断端，刺激器置入颞肌的深面。术后患者感受到了一些听觉，有很好的强度辨别阈，但是频率辨别阈值很差。其后患者经过言语训练师的几个月的训练后获得了一些更宽的高频和低频的分辨能力，可以分辨一些环境中的声音和辨别几个单词，但是没有获得言语的分辨能力。

过了几个月后，患者的植入体突然不工作了。他们发现植入体刺激器和接地线的连接部分中断了，给患者重新植入了一个植入体。但是第二个植入体也坏了，虽然患者坚持，但是他们拒绝继续给患者第三次植入。因此，从某种意义上来说，人工耳蜗再植入的历史几乎和人工耳蜗植入术一样长。两个人的合作就此终结，Charles Eyries和Andre Djourno有关人工耳蜗的传奇并没有终结，有一位在Eyries实验室工作的从事面神经研究的学生Claude-Henri Chouard，在几年后继续进行人工耳蜗研究，并且成为多通道人工耳蜗的发明者。他把他的成就归于从Charles Eyries和Andre Djourno两位领路人那里获得的灵感。

Charles Eyries和Andre Djourno有关人工耳蜗的研究是目前公认的最早的人工耳蜗手术。但是他们的手术有一个问题，他们的电极没有植入到耳蜗内，而真正意义上通过圆窗把电极植入进耳蜗的手术是由William House完成的。美国医生William House将上述Djourno的论文翻译成了英文，1961年2月1日研制了类似的设备并将其植入了三个患者耳蜗内。为了提高言语识别率，他在电极上沿长度分五个部分刺激耳蜗，每部分分别对应特定的频率，使耳聋患者恢复听觉。然而，电子装置的限制让William House不得不取出植入体，同时暂停了这项工作。

20世纪70年代早期，电子技术取得了很大的进步。植入性起搏器的成功使电子科学家和工程师以一种前所未有的热情期待与临床医生合作。William House认为他应该再试一试，并改变了策略，将有可能提高频率分辨的多通道电极简化为单通道。这种简单的装置很快成了耳

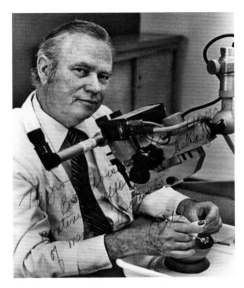

William House

聋患者的有效替代品,最后该装置由3M公司上市。20世纪70年代,
美国约有400例患者接受了单通道人工耳蜗植入。但是,斯坦福大学
F. Blair Simmons认为单通道电极是不成熟的,如果使患者获得听力就需
要使用多通道电极。Claude-Henri Chouard在阅读了Simmons和House
的工作报告,并参观了House的手术的基础上,提出为了让患者提高言语
分辨力,必须使用多通道电极,而且电极越多越好。Chouard成为多通道
人工耳蜗的发明者,他设计的新型耳蜗在信号不同频率采样,该耳蜗成
功后进行了市场生产。William House始终认为多通道电极不会优于单
通道电极,但这并不妨碍House成为最伟大的侧颅底外科医生和人工听
觉植入领域先行者。

澳大利亚墨尔本的学者Graeme Clark研发出可以电刺激耳蜗多个部
位的设备。1978年,墨尔本人Rod Saunders成为世界上第一位接受多通
道人工耳蜗植入的耳聋患者。美国食品药品监督局于1984年批准了人
工耳蜗在美国在临床中用于成人,并分别先后于1990年、1998年和2002

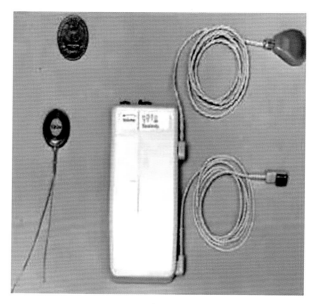

William House 的单通道人工耳蜗产品

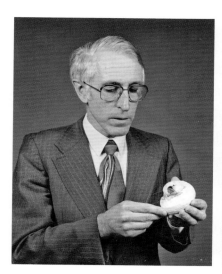

Graeme Clark, 用海草插入螺壳模拟耳蜗植入过程

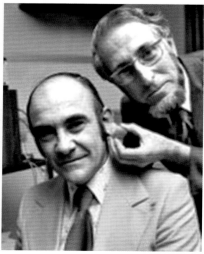

1978 年, Rod Saunders 成为世界上第 1 位接受多通道人工耳蜗植入的耳聋患者

年将患者年龄下限降低到了2岁、18个月和12个月。目前人工耳蜗植入患者的年龄下限,在特殊情况下可达4个月(国际范围内)或6个月(美国境内)。

人工耳蜗植入技术在1995年进入中国,王正敏院士历时18年,先后成功研制单道脉冲式人工耳蜗和单道连续式人工耳蜗;2003年终于成功研制了我国首个拥有自主知识产权和独立创新技术的"多导程控人工耳蜗",打破了"洋耳蜗"一统天下的垄断局面,临床效果及各项数据指标均达到了国际先进水平,使我国跨入了世界上为数不多研制、生产人工耳蜗的国家行列。

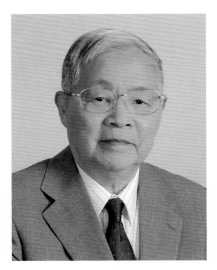

王正敏院士成功研制"多导程控人工耳蜗"

打通人工听觉重建的"最后一公里"

人工耳蜗植入技术的发展使绝大多数聋人受益，重新聆听，消灭聋哑。但是人工耳蜗植入的前提是耳蜗和听神经至少基本正常，大约6%的先天性聋哑儿童属于严重耳蜗或听神经畸形，这时植入人工耳蜗，若听觉传导通路不通，就不会有效果。此时应该在更高级的听觉通路上的合适部位，去植入人工听觉装置以产生听觉。人工听觉脑干植入是将听觉植入装置直接植入到脑干的耳蜗核，外界声音信号的刺激将不需要经过人的耳蜗和听神经传导，可以直接到达脑干的耳蜗核，刺激耳蜗核产生听觉信号，并进行信号处理及编码，形成编码听觉信息的神经冲动，继续向上传递到大脑皮质的听觉中枢，产生有意义的听觉。

手术操作的区域、电极植入的部位位于脑干，脑干是调控呼吸、心跳等基本生命活动的中枢，因此对手术技术、神经监测的要求非常高，假如应该刺激耳蜗核的电信号被其他中枢核团错误接收，就可能引发相应的生命活动紊乱，严重的甚至会引起呼吸心搏骤停；同时脑干耳蜗核对声

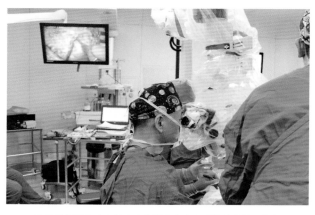

吴皓教授团队为中国内地首例儿童实施听觉脑干植入手术

音的信号编码处理要远比耳蜗复杂。国际上仅有少数团队能够完成这一高难度手术操作，吴皓团队于2019年2月完成中国第一例先天性耳聋儿童人工听觉脑干植入手术，目前仍是国内唯一能够开展这一高难度手术操作的团队，近两年来相继完成40余例，均取得良好的听觉言语康复，打通了人工听觉重建的"最后一公里"。

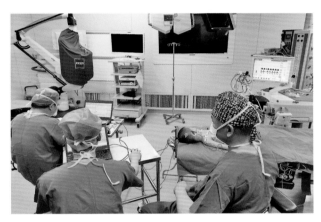

中国内地首例实施人工听觉脑干植入手术的儿童：手术过程中医生们正在为其进行术中听觉监测

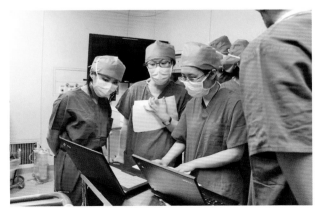

中国内地首例实施人工听觉脑干植入手术的儿童：医生们正在为其开机调试

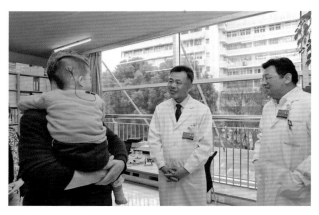

中国内地首例实施人工听觉脑干植入手术的儿童：开机后吴皓教授来看望小朋友

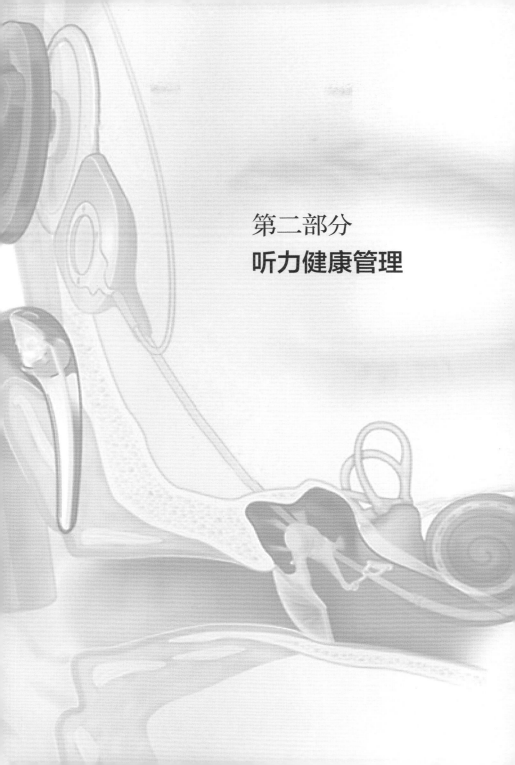

第二部分

听力健康管理

耳聋的发生与检查

1. 听力是如何产生的？

人耳朵由3部分组成，由外到内分别是外耳、中耳、内耳，声音通常的路径是由外耳传到中耳，再传到内耳，最后传至大脑聆听到声音。声音被耳郭收集后经外耳道传入中耳，首先振动鼓膜和听骨链，继而引起内耳淋巴液的波动，刺激耳蜗内基底膜上的毛细胞产生神经电信号，这些电信号通过听觉神经传到大脑皮质听觉中枢，并在这一系列过程中被分析、加工和处理，从而产生了听觉。

当然，由于耳蜗埋在颅骨里，声音也可以通过直接振动颅骨，引起耳蜗内的淋巴液波动，从而产生听觉。

外耳和中耳主要起传导声音的作用，而耳蜗及后面的听觉神经通路才是感知声音的主要部位。

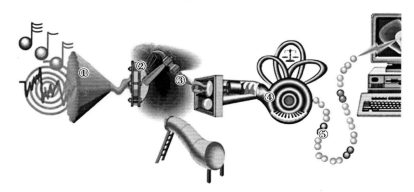

声音产生过程示意图。①声波，振动由外耳集合通过外耳道汇集送至鼓膜；②声波，导致鼓膜振动；③中耳的三块听小骨将声波振动放大并传送到内耳。传导性聋常发生在中耳的该区域；④内耳的淋巴液，刺激毛细胞底部的神经末梢（图中用钢琴表示），毛细胞损伤是感音神经性聋的主要原因；⑤神经电冲动，由毛细胞经听神经传至大脑

2. 人类的耳朵能听到什么频率的声音？

人类的听觉范围由音调和响度共同决定。音调的测量单位为赫兹

（Hz），响度的测量单位为分贝（dB）。正常人耳有着极其精细的分辨力和宽阔的动态范围，不仅对微弱的声音很敏感，也能耐受很强的声音。既可以分辨20～20 000 Hz范围内不同频率声音的音调，也可感受到强度相差120 dB（100万倍）的声音；尤其在2 000～5 000 Hz频率范围内，人类的听力是最敏感的。

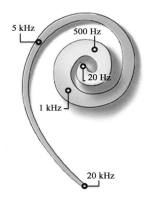

耳蜗中不同部位所对应的不同感知频率

3. 什么是耳聋?

　　整个声音传播路径中的任何一个部位受损，都容易造成听力损失。也就是说，听觉系统中传音、感音及听觉传导通路中的听神经和各级听觉中枢发生器质性或功能性病变，引起听觉功能障碍，导致不同程度的听力损害和听力减退，统称为耳聋。一般认为言语频率平均听阈大于25 dB时即为耳聋，也称之为听力损失、听力减退或听力障碍。民间又俗称之为"重听""失聪"等。

4. 耳聋有哪些类别?

　　耳聋分类可以从不同角度进行划分。

- 按病变性质分为器质性耳聋、功能性耳聋和伪聋三类。听觉系统有器质性改变,无论是什么原因的耳聋,只要都确有病变部位存在,称之为**器质性耳聋**。器质性耳聋依据不同病变部位又可分为传导性聋、感音神经性聋和混合性聋,这是临床上最常见的耳聋分类方式。功能性耳聋,是指无器质性疾病的假性听觉障碍,或称非器质性耳聋。**功能性耳聋**多为精神因素或神经症、癔症等所致的精神性聋,也有称之为癔症性聋。**伪聋**是因某种特殊目的或原因而有意夸大、假装出来的耳聋行为表现,也可称为诈聋。

- 按发病原因可以分为遗传性聋和非遗传性聋两大类。**遗传性聋**指的是由于基因和染色体异常所致的耳聋;相对应的,**非遗传性聋**就是非遗传因素所导致的耳聋。也有用发病原因来直接命名耳聋的分类方法,如突发性聋、老年性聋、噪声性聋、爆震性聋、药物性聋、感染性聋、外伤性聋等。

- 按发病时间可以分为先天性耳聋和后天性耳聋。**先天性耳聋**,是在妊娠期和产程中由各种因素导致胎儿听觉系统病变或损伤,即出生时已存在的听力障碍;**后天性耳聋**是指胎儿出生后听觉系统发生病变和损伤导致的耳聋。

- 按语言形成和发展的关键期分类。教育上,按语言形成和发展的关键期,可分为**学语前聋和学语后聋**。学语前聋是因为在正常听力、言语识别、言语表达能力未发育完全之前患病导致患者耳聋及言语表达障碍,如果进行听觉重建(如人工耳蜗植入)还需要经过言语培训才能逐渐发展语言表达能力,以先天性耳聋居多。学语后聋为后天性耳聋,患者在言语形成期已学会语言识别和言语表达,如果进行听觉重建,言语识别和表达能力恢复相应较快。

5. 什么是传导性聋?

发生在外耳、中耳或内耳声音传导通路上的任何结构或功能障碍都能导致传导性聋,多为外耳与中耳部位发生病变。听力学表现为骨导在正常范围(≤25 dB)而气导不正常(>25 dB)。**先天性传导性聋**常见于外耳道闭锁、中耳发育异常而内耳发育正常;**后天性传导性聋**常见于外耳道异物、耵聍栓塞、炎症、外伤性鼓膜穿孔,以及各种中耳炎、鼓室硬化症、耳硬化症、中耳良性或恶性肿瘤等。总而言之,各种原因引起的耳朵集音或传音障碍,均可导致传导性聋。传导性聋的气导听力损失一般不超过60 dB,而骨导听力基本在正常范围。

6. 什么是感音神经性聋?

Corti 器毛细胞、听神经、听觉传导通路或各级听觉中枢受损,致声音感觉或神经冲动传导等发生障碍,称感音神经性聋,其气导、骨导听力都会下降。听力学表现为气导与骨导均不正常(>25 dB),且两者差值小于10 dB。其中噪声、感染、耳毒性药物、遗传等因素致毛细胞受损者称**感音性聋(耳蜗性聋)**,常有重振现象。病变位于听神经及其传导路径者分别称为**神经性聋、中枢性聋(统称蜗后性聋)**,如听神经瘤、听神经病等,其言语识别率常有明显下降,患者诉说能听到声音,但不能辨别其意。临床上具体区分是感音性聋、神经性聋还是中枢性聋常常比较困难,所以临床诊断一般统称为感音神经性聋。

7. 什么是混合性聋?

耳的传音部分和感音、神经通路部分均有病变,既有外耳和(或)中耳病变,又有Corti器毛细胞和(或)听神经病变而引起的同时具有传导性聋与感音神经性聋特征者为**混合性聋**,如耳硬化症同时累及听骨链和耳蜗、颞骨混合性骨折、慢性化脓性中耳炎、胆脂瘤、中耳肿瘤等都可引起混合性聋。

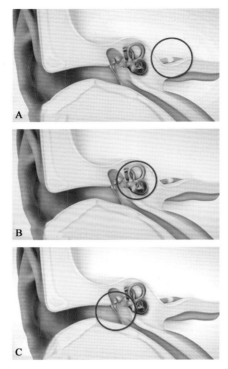

不同类型耳聋的病变部位。A.神经性聋；B.感音性聋；C.传导性聋

8. 耳聋的病因是什么?

耳聋的病因复杂，根据临床常用的耳聋分类方式，每种类型的耳聋均有先天性和后天性病因。

- 传导性聋的病因
  - 先天性病因常见的有先天性畸形，包括外耳、中耳畸形，如先天性外耳道闭锁或鼓膜、听骨、蜗窗、前庭窗发育畸形等。
  - 后天性病因有外耳道发生阻塞如耵聍、骨疣、异物、肿瘤、炎症等造成栓塞，中耳化脓或非化脓性炎症使中耳传音结构障碍，或耳部外伤使听骨链受损，中耳良性、恶性肿瘤或耳硬化症等。

- 感音神经性聋的病因
  - 先天性病因常由于内耳听觉细胞发育不良、内耳发育畸形、听神经和（或）各级听觉中枢病变或上述情况共同所致，此外妊娠期受病毒感染或服用耳毒性药物或分娩时损伤也可引起感音神经性聋。感音神经性聋中的先天性耳聋还可以包括非遗传性和遗传性因素。非遗传性因素包括孕期应用耳毒性药物，孕期病毒、梅毒、细菌感染，新生儿缺氧、产伤、新生儿高胆红素血症等；此外非遗传性因素还包括噪声接触、分娩时头部外伤、放射线照射等。遗传性因素为耳聋遗传基因发生突变而引起，包括常染色体隐性遗传、常染色体显性遗传、X连锁遗传、Y连锁遗传、线粒体（母系）遗传等。
  - 后天性原因包括以下几个。
    - 传染病源性聋：各种急性传染病、细菌性或病毒性感染，如流行性乙型脑炎、流行性腮腺炎、化脓性脑膜炎、麻疹、猩红热、流行性感冒、耳带状疱疹、伤寒等均可损伤内耳而引起轻重不同的感音神经性聋。
    - 药物中毒性聋：多见于氨基糖苷类抗生素，其他药物如奎宁、水杨酸、顺铂等都可导致感音神经性聋。
    - 老年性聋：多因与年龄相关的血管硬化、骨质增生等原因，致使听觉器官供血不足，发生退行性病变，导致听力减退。
    - 外伤性聋：颅脑外伤及颞骨骨折损伤内耳结构，或因强烈震荡引起内耳、听神经、听觉中枢等损伤，均可导致感音神经性聋。
    - 突发性聋：是一种突然发生而原因不明的感音神经性聋。目前多认为急性内耳微循环障碍和病毒感染是引起本病的常见原因。
    - 爆震性聋：是由于突然发生的强大压力波和强脉冲噪声引起的听觉器官急性损伤。
    - 噪声性聋：是由于长期遭受85 dB以上噪声刺激所引起的一种缓慢进行的感音神经性聋。

- 自身免疫性感音神经性聋：由于自身免疫障碍致使内耳组织受损而引起的感音神经性聋。这种听力损失可以表现为进行性和波动性，可累及单耳或双耳，如累及双耳，其听力损失大多不对称。

- Ménière病：是一种原因不明的以膜迷路积水为主要病理特征的内耳病。其病程多变，以发作性眩晕、波动性耳聋和耳鸣为其主要症状，反复发作可导致永久性感音神经性聋。

· 混合性聋的病因。传音与感音结构和（或）听觉神经通路同时有病变存在。如长期慢性化脓性中耳炎、耳硬化症晚期等。

9. 如何自我发现耳聋?

自我发现有没有听力问题，可以采用以下几种方法。

· 自我评定法。主要根据受检者日常生活中的经验对自身听力状态进行评价，以初步判断是否存在听力损失。筛查的问题可包括"你觉得自己听力方面有任何困难吗？"或"你觉得自己有听力下降吗？"等。肯定或模棱两可的回答都被视为听力损失阳性。有研究表明这样一项仅仅只有一个问题的筛查方式具有较好的参考价值，可用于做快速听力判断时使用。

· 老年听力障碍筛查量表（HHIE-S）法。此筛查量表总共有10个问题，患者需根据自身的真实情况在五分钟内回答"是"或者"否"，抑或"不确定"，具体问题见下表。这10个问题答"是"得4分，答"不确定"得2分，答"否"得0分，根据最后的得分来评价患者的听力障碍情况。一般认为总分大于8分的受试者已存在一定程度的听力障碍。此外，研究发现该筛查量表对农村老人有更高的特异性，提示HHIE-S可纳入农村老人常规健康检查项目中。

· 测听软件筛查。随着科技的进步及智能手机的普及，开始出现具备筛查性质的手机测听软件这种**新型家庭式的听力筛查方式**。受

中文版老年听力障碍筛查量表

· 当遇到陌生人时,您曾有过因听不清楚而感到尴尬的时候吗?

    A. 是   B. 否   C. 不确定

· 当与家人聊天时,您曾有过因听不清楚而感到难过的时候吗?

    A. 是   B. 否   C. 不确定

· 当有人低声说话的时候,您觉得听不清楚吗?

    A. 是   B. 否   C. 不确定

· 您觉得因听不清楚而使您与外人的交流有障碍吗?

    A. 是   B. 否   C. 不确定

· 当走亲访友的时候,您曾有过因听不清楚而感觉交流困难的时候吗?

    A. 是   B. 否   C. 不确定

· 有因听不清楚使您放弃了参加原本您很喜欢的宗教活动的时候吗?

    A. 是   B. 否   C. 不确定

· 有因听不清楚使您与您的家人吵架的时候吗?

    A. 是   B. 否   C. 不确定

· 当看电视或者听广播时,您曾有过因听不清楚而感觉理解困难的时候吗?

    A. 是   B. 否   C. 不确定

· 您觉得您的听力影响到了您个人及社会生活了吗?

    A. 是   B. 否   C. 不确定

· 当和亲朋好友在餐馆就餐时,您曾有过因听不清楚而感觉交流困难的时候吗?

    A. 是   B. 否   C. 不确定

试者可提前在智能手机中下载测听软件,按照要求步骤完成筛查过程后,受试者的测试信息便可被采集,最后绘制成一张听力曲线图,表明受试者的听力情况。由于测听环境含有较高的背景噪声及手机扬声器未进行专业校准,听力曲线图中低频结果与真实听力可能出入较大。但研究显示,该项结果对于高频率阈值变化非常敏感,可以筛查出显著的听力损失。

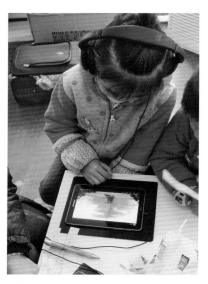

学龄前儿童正在使用安装在平板电脑上面具
有听力筛查功能的游戏测听软件

· **便携式听力仪。**可进行气导和骨导测试,测试频率为0.5 kHz、1 kHz、2 kHz、4 kHz和8 kHz。当受试者听到测试音时,无论强弱,立即以动作表示,测听之前需要对最低听力进行调整,可根据筛查要求选择合适的标准,尽管选择有所差异,但检查结果的灵敏度很高。目前有关老年性聋的筛查报告中,便携式听力仪是应用比较普遍的一种筛查方式,其作为听力筛查最后评定方式,与其较高的灵敏度是分不开的。

10. 诊断耳聋有哪些听力学检查方法?

听力检查方法分为**主观检查**(也叫行为测听)和**客观检查**(也叫电生理测听)。

- 常见的主观听力检查（行为测听）方法有：**音叉试验**、**纯音测听**、**行为测听**和**言语测听**等，根据受试者听到声音刺激后作出的应答反应并进行记录，能够完整反映整个听觉传导通路情况，包括传入通路和传出通路。其缺点是测试结果受受试者配合度影响较大，对于配合度差的婴幼儿、智力障碍及伪聋受试者，难以反映出其真实听力水平。

- 常见的客观听力检查（电生理测听）方法有：**声导抗**、**听性脑干诱发电位**、**耳声发射**、**听觉稳态诱发电位**等，其结果相对客观，不需要受试者的主观应答，多用于上述不能配合或配合度差的受试者。

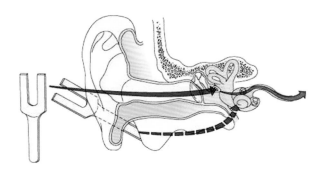

音叉试验示意图。蓝实线箭头为气传导路径，蓝虚线箭头为骨传导路径

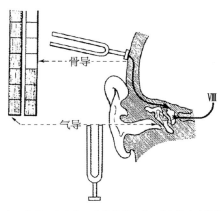

音叉试验示意图。上方音叉为骨传导路径，下方音叉为气传导路径

11. 纯音测听是怎么一回事?

纯音测听是测试受试者听敏度的、标准化的主观行为反应测听,目的是了解受试者在安静环境下所能听到的各个频率的最小声音,从而判断听力正常与否,以及听力损失的程度和性质。

测试者通过不同的发声器(如气导、骨导耳机,扬声器等)向受试者给出不同音调和不同强度的声信号,然后再观察受试者对这些声信号的行为反应(如听到信号后举手、按按钮等),据此判断受试者是否正确感知到这些声信号,从而找出不同频率声音作出反应的最小声音强度,即**听阈**。

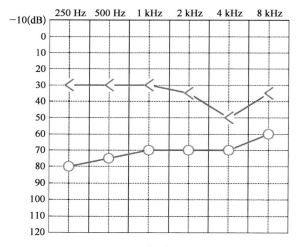

右耳混合性聋纯音测听图

12. 言语测听有什么作用?

言语测听,是用言语信号进行测试,检查受试者对言语信号的听阈和识别言语能力的一种听力学测试方法。可以在试验条件下尽量模拟人们日常交流环境,考察受试者不同条件下的言语识别能力。言语测听包括多个测试项目,如**言语觉察阈**(speech detection threshold,SDT)**测试**、**言语识别阈**(speech recognition threshold,SRT)**测试**、**言语识别率**(speech recognition score,SRS)**测试**和**噪声下言语识别测试**等。

常见的测试场景是受试者坐在隔音室中,双耳佩戴气导耳机或面对扬声器,测试者选择相应的言语声信号,如播放单字词、双字词或短句等,并依据测试情况和要求调整声音强度,请受试者重复回答。测试者记录受试者口述的答案是否正确,最后得出测试结果。

言语测听可以真正反映日常生活中的言语交流能力,是评价耳聋患者残疾程度、社会交往能力、治疗效果或康复情况的重要指标。

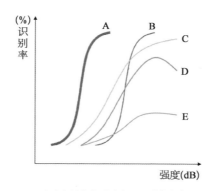

不同听力损失类型的言语识别率曲线

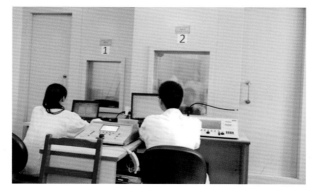

言语测听的测试过程

13. ABR是什么?

　　临床上听力检查过程中常常听到"ABR"这个词,这是什么意思呢? 其实,"ABR"是"听性脑干反应(auditory brainstem response)"这种听力检查方法的英文缩写,是临床上最常使用的一种客观听力检查暨电生理听力检查方法。ABR实际上是听觉系统受到声音信号刺激后产生的一系列脑电波,其反应波形主要起源于脑干,代表从外耳到脑干水平的听觉诱发电位活动,有不受受试者状态影响、潜伏期和反应阈值稳定等特点。听力正常的人进行ABR测试,10毫秒内可以被记录到7个正

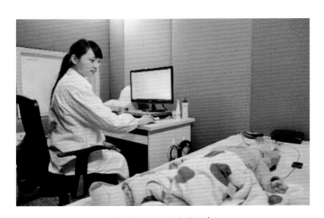

婴幼儿ABR测试过程中

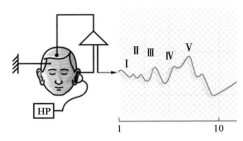

ABR测试电极接法及正常波形图

相波,临床上用罗马数字来表示,即Ⅰ、Ⅱ、Ⅲ、Ⅳ、Ⅴ、Ⅵ、Ⅶ。其中波Ⅰ、Ⅲ、Ⅴ出现率最高。通过对ABR测试的波形、潜伏期、反应阈等参数的分析,可以对受试者的听力情况作出一定判断。

14. 婴幼儿听力诊断过程中医生应把握哪些原则?

婴幼儿听力损失诊断过程中医生一般会把握以下原则进行,以保证诊断的准确性。

- 听力组合测试。医生根据婴幼儿年龄和认知发育情况,选择适合该个体的客观听力检查和主观行为测听项目进行组合测试。

- 交叉验证。任何单一测听结果必须有其他听力测试结果的支持,只有经过多项测试结果的相互验证,才能明确诊断。此外,还应结合婴幼儿日常对声音的反映情况。

- 连续性。婴幼儿的听觉系统处在发育期,评估和诊断应有连续性,不能孤立地看待单次诊断结果。建议婴幼儿3岁之前每3～6个月随访1次,之后每年随访1次,直至6岁。

- 多学科合作。婴幼儿听力损失往往和全身状况相关,故应实行多学科合作原则,共同全面评估患儿的生长发育问题。

新生儿听力筛查和干预

15. 新生儿先天性耳聋的原因有哪些?

通俗一点讲，新生儿先天性耳聋一般是指在妈妈怀孕期间、分娩过程，以及刚出生后的一周内发生的永久性耳聋，这叫**先天性耳聋**或者叫先天性听力损失。

先天性耳聋的原因可分为遗传因素和非遗传因素。遗传因素是先天性耳聋的主要因素，例如，父母双方均携带耳聋遗传性基因，同时遗传给了下一代，这一类原因大概占到60%。其他非遗传因素约占40%，例如，妈妈在怀孕期间的宫内感染，如风疹、刚地弓形虫、梅毒和巨细胞病毒等感染，这些都有可能导致宝宝患有先天性耳聋。此外还有在生产过程中，例如，有窒息、产伤及新生儿黄疸脑病等，这些也可以导致先天性耳聋。

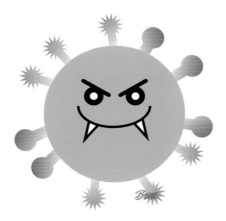

微生物通过母婴感染途径可造成新生儿先天性耳聋

16. 怀孕期感冒会导致宝宝耳聋吗?

在怀孕期间的感冒是否会影响宝宝的听力，是每个妈妈关心的问题。说到这里就不得不提**TORCH综合征**这一概念。

TORCH是以下四种微生物英文首字母的缩写：**刚地弓形虫**（toxoplasma gondii, TOXO）、**风疹病毒**（rubella virus, RUB）、**巨细胞病毒**（cytomegalovirus, CMV）及**单纯疱疹病毒**（herpes simplex virus, HSV）。TORCH综合征是指可导致先天性宫内感染及围产期感染而引起围产儿畸形的症状。这组微生物感染有着共同的特征，即可造成**母婴感染**。孕妇由于内分泌改变和免疫力下降易发生原发感染，既往感染的孕妇体内潜在的病毒也容易被激活而发生复发感染。

在这组微生物中，较为明确可导致新生儿听力问题的是风疹病毒和巨细胞病毒。**新生儿巨细胞病毒感染**常为多系统多脏器受累，并发症较多，如神经系统损害至小头畸形、脑积水、脑组织钙化、惊厥和脉络膜视网膜炎等，常发生间质性肺炎、血小板减少性紫癜；其后遗症常见生长迟缓、智力障碍、运动障碍、癫痫、视力减退（视神经萎缩）、耳聋等。**先天性风疹综合征**患儿除了耳聋以外，还可表现为一些急性病变，如新生儿血小板减少性紫癜，出生时即有紫红色、大小不一的散在斑点，长骨的骺部钙化不良、肝脾肿大、肝炎、溶血性贫血和前囟饱满，或有脑脊液的细胞增多，这些情况为先天感染的表现；出生时的其他表现还有低体重、先天性心脏病、白内障及小头畸形等。

因此怀孕期间如果出现了感冒等感染症状，要引起重视，及早进行TORCH综合征检查并积极治疗。

17. 新生儿耳聋有什么表现？

耳聋多数情况下是一种主观感受，没有特征性的外部体征，一般查体没有特殊异常发现，而主要靠患者的主观表述。但问题恰恰就在于，刚刚出生的宝宝没有语言表达能力，因此，单单依靠常规体格检查是很难发现先天性耳聋患儿的，漏诊率很高。美国1993年一项调查发现仅仅依靠常规体格检查或者依靠父母日常生活观察发现先天性耳聋患儿往往确诊时间较晚，平均2～2.5岁，并且听力损失的程度越轻微，发现的时间越晚。

18. 新生儿耳聋会有什么后果?

新生儿耳聋会有因聋致哑的后果。如果新生儿先天性听力有障碍,在婴儿咿呀学语的阶段缺乏声音和语言的刺激,那么在语言发育的最关键时期(1 ～ 4 岁内)时,他不能进行正常的语言学习,就会说话不清,甚至会聋哑。耳聋导致患儿语言发育受影响,严重的会致聋哑,进而影响儿童心智正常发育,造成多重残疾,给个人、家庭、社会都会造成巨大负担。

19. 怎样才能早发现、早诊断、早干预先天性耳聋?

目前唯一有效的早发现、早诊断、早干预的方法是**新生儿普遍听力筛查体系**的建立。新生儿听力筛查是一项系统工程,这也是 WHO 大力推荐、全球大多数国家都采取的一项防治耳聋的安全有效措施。我国是全球开展新生儿听力筛查工作最好的国家之一。新生儿听力筛查是指新生儿出生后在住院期间或出院之前进行的一种简单、快速、无创的听力学检测,如果新生儿耳朵听力不好的话,会提示听力筛查不通过。这是发现新生儿可能存在听力问题的一项敏感筛查技术。

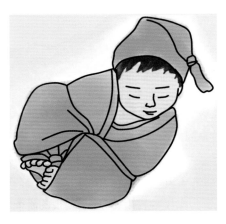

新生儿听力筛查是早发现、早诊断、早干预先天性耳聋的唯一有效方法

20. 针对先天性耳聋的听力筛查主要包括哪些方面的内容?

这有狭义和广义两种含义。

- **狭义的先天性耳聋的听力筛查**是指在新生儿出生后的3～5天内或住院期间或出院之前,采用一种听力学检测技术方法,对这个新生儿的听力状况进行一个简单、快速、无创的初步评估。如果检测结果通过,则绝大多数情况下该新生儿听力没有问题。如果听力筛查不通过,家长需要再次约定时间复筛,复筛时间在我国一般是出生后42天。如果复筛还没有通过,则提示该婴儿患有先天性耳聋的可能性大大增加,需要转诊到听力诊治中心进行确诊检查,确诊时间要求要在出生后3个月内完成。

- **广义的先天性耳聋的听力筛查**则是指新生儿普遍听力筛查完整体系的建立,不仅要包括前面所说的狭义的筛查这一步,还要包括筛查未通过后的诊断、诊断后的干预和康复,以及对这些先天性耳聋患儿持续的跟踪随访,随时根据康复效果给以个性化的医学支持。我国法规建议:所有新生儿都应该在出生后1个月内筛查,3个月内诊断,6个月内对聋儿进行干预。

21. 宝宝刚出生,耳朵很嫩,进行听力筛查会不会有伤害?

新生儿进行听力筛查不会伤害其耳朵。目前,在我国新生儿听力筛查主要采用的方法是**耳声发射**(otoacoustic emission, OAE)法或**自动听性脑干反应**(auto auditory brianstem response, AABR)法。这两种方法都很简便,且无创。

检查需要安静的环境,哭吵声、吸吮声,或者过快的呼吸声都是干扰因素。要让宝宝安静,自然是宝宝睡着的时候。有时宝宝并不配合,一直哭吵,就是不肯睡,怎么办呢?此时,有的医生用点药,这种药是水合氯醛(口服或是灌肠给药都可以),它可以让宝宝尽快入睡,而且安全,不会对宝宝有不良影响。家长们不必因担心而拒绝。不论国内还是国外,那些需要让宝宝安静配合的检查,如心电图、脑电图检查等,如果宝宝不配合,都可以通过用水合氯醛使宝宝入睡后进行检查。

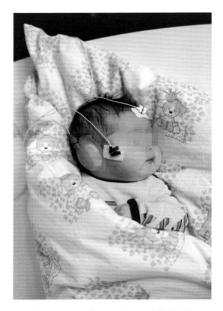

使用 AABR 为新生儿进行听力筛查测试

22. 怎样看待听力筛查结果?

* 筛查没通过,听力不一定异常。医生要查的是永久性听力损失,但筛查会把包括各种各样的影响听力的情况都筛出来。听力筛查多采用OAE,它检测起来快速灵敏,但如果宝宝外耳道的胎脂没有完全排除,中耳的羊水积液没有完全吸收,或是宝宝配合不当,都不易通过检查;这些情况导致的筛查没有通过不是真正意义上的听力异

常。但有一点可以肯定，宝宝筛查没有通过，被最终确诊为先天性耳聋的概率将大大增加。

- **筛查通过，听力不一定就正常。** 新生儿筛查结果是"通过"时，也不能麻痹大意。因为有一种病，即**听神经病**，耳蜗对声音的刺激也能产生反应，OAE检查不出有问题。不过，听神经病的发病率较低。还一种情况，孩子出生时听力正常，检查自然也正常，但到了一定年龄，听力会慢慢地越来越差，这是**迟发性耳聋**的特点。此外，家族性、遗传性聋可发生于儿童学龄期或更晚，并表现为渐进性加重。这些都更需要家长的密切观察。因此，如果家长对宝宝的听力、言语-语言发育水平感到怀疑，任何时候都可以找有关医生进行听力学测试。

- **筛查没通过，不一定对声音没反应。** 筛查没通过，为何宝宝对声音有反应？这个问题要一分为二来看。
  - 一种情况是，宝宝确实听力没有问题，只是筛查时，前面所说的暂时性干扰因素会导致"筛查没通过"的结果。
  - 还有另一种情况是，宝宝可能是轻度、中度听力受损。在日常生活中，宝宝对一些声音的确有反应。但是，轻度的听力障碍也会影响宝宝的语言发育。如果家长因为觉得宝宝对声音有反应，而不再去复查，则容易导致轻度、中度听力障碍的宝宝漏诊。

23. 筛查阳性或者说筛查未通过应该怎么办？

将筛查阳性的宝宝应该在规定时间节点内转诊到儿童听力障碍诊治中心进行诊断。诊断主要是采用听力学上的多种**电生理测试**和**小儿行为测试**，这些检查一般都是无创检查，只需要宝宝处于安静睡眠状态中就能完成检查。此外还要包括一些必要的影像学检查、实验室检查，甚至是耳聋基因检测等进行综合诊断。

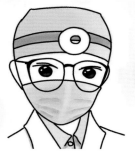

宝宝听力筛查未过，家长应重视起来

24. 听力筛查未通过,宝宝应该做哪些检查?

听力筛查未通过的宝宝需要进行的基本测试项目包括以下几种。

- 声导抗。**声导抗**结果正常一般提示中耳功能正常,结果异常提示可能存在中耳功能异常。

- 耳声发射。**耳声发射**结果正常提示耳蜗毛细胞功能正常,结果异常提示可能存在耳蜗毛细胞功能异常。

- 短声ABR及短纯音ABR。**短声**ABR大致评估中高频($2 \sim 4$ kHz)听力损失情况,结果异常提示脑干及以下听觉通路存在异常。当短声ABR反应阈不正常时,需加做短纯音ABR。**短纯音ABR**测试过程与短声ABR类似,但其刺激声具有频率属性,可以评估不同频率的声音刺激下人耳的反应,为助听器验配提供重要信息。

- 行为测听。通过观察不同年龄段宝宝对声音产生反应的行为来判断其听力情况。根据我国实际情况,很多医院无法开展6月龄以内宝宝的**行为测听**检查,因此,6月龄以内的宝宝的家长可以在家观察宝宝对环境声的行为反应,自己初步判断一下宝宝的听力情况。

通过上述4个检查,医生对宝宝的听力情况就能有了大致的了解。对于存在听力损失的宝宝,医生会视情况补充以下几个追加测试项目。

- 骨导ABR。当宝宝的声导抗结果异常或短声ABR反应阈大于

35 dBnHL（正常听力级）时，医生需要行**骨导ABR**测试，以帮助判断宝宝耳聋的性质；如果医生怀疑宝宝的中耳、外耳存在病变，也会加做骨导ABR，以帮助鉴别外耳和中耳疾病。

- 听觉稳态诱发反应。一般在宝宝的ABR未引出时，医生会进行**听觉稳态诱发反应检查**。此检查可以反映宝宝听神经、脑干和听皮质的神经活动的生物电反应，看宝宝是否有残余听力。
- 耳蜗微音器电位。**耳蜗微音器电位**主要用于了解宝宝耳蜗的功能状况，帮助医生鉴别诊断听神经病。
- 短潜伏期负反应。**短潜伏期负反应**主要是辅助医生诊断大前庭水管综合征。

25. 面对先天性耳聋患儿，医生将如何进行干预？

先天性耳聋患儿的干预目前在临床上主要有两种方法：耳聋程度在轻到重度（一部分）的，可以选用助听器验配的方式干预；耳聋程度在重度（一部分）到极重度的，尤其是宝宝试用助听器一段时间（这个试用时间不能太长，一般掌握在3～6个月）效果很差的，需要采取人工听觉植入的干预方式，最主要的人工听觉植入方式就是人工耳蜗植入。

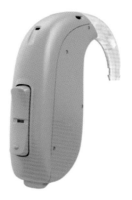

助听器

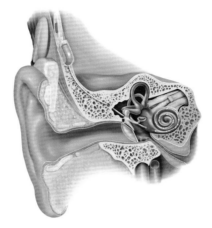

植入人工耳蜗干预示意图

26. 怎样才能做到"聋而不哑"？

只要我们能做到早发现、早诊断、早干预、早康复，就能做到"聋而不哑"。而要做到早发现、早诊断、早干预、早康复，就需要贯彻实施新生儿普遍听力筛查。当然，患儿的干预和康复的方案要选择的合适，这样，绝大部分先天性耳聋儿童都能做到"聋而不哑"，并且正常的上学、工作、生活。

药物性聋和噪声性聋

27. 哪些药会引起药物性聋?

耳毒性药物指可导致听觉器官结构和功能性损害的药物。耳毒性药物不下百种,下面列举了几种常见的耳毒性药物。

- 氨基糖苷类药物。主要用于敏感需氧革兰阴性杆菌所致的全身感染,但几乎所有的氨基糖苷类药物都有耳毒性,包括庆大霉素、链霉素、新霉素、妥布霉素、卡那霉素等。研究发现,在所有抗生素中新霉素具有最大的耳蜗毒性,最容易损伤听力。
- 化疗药物。很多化疗药物可以导致听力损伤,如顺铂、5-氟尿嘧啶、博来霉素、氮芥,其中顺铂的毒性最大。在这些药物的使用过程中医生需要监测血液中的药物水平,并且通过专业检查监测听力状况,使耳毒性危害减到最少。
- 水杨酸类药物。阿司匹林,又名乙酰水杨酸、醋柳酸,是最常见的水杨酸类药物,具有解热、镇痛、抗风湿等作用,常用于感冒、头痛、神经痛、关节痛及活动性风湿病等。该类药物会引起可逆性耳鸣和听力下降,一般情况下停药后症状缓解。在耳鸣的实验室研究中,常用水杨酸盐来诱导建立耳鸣动物模型。
- 其他药物。除上述药物,非氨基糖苷类抗生素(四环素、红霉素、万古霉素)、抗疟药物(奎宁、氯喹)、非甾体抗炎药(对乙酰氨基酚和布洛芬)、利尿剂(呋塞米)等也有一定的耳毒性。

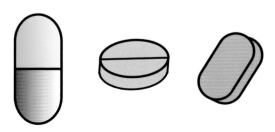

药物也会导致耳聋,用药需谨慎

28. 如何预防药物性聋?

药物性聋预防胜于治疗。如果有其他可取代的药物,尽量避免使用耳毒性药物。如果必须使用,一旦出现听力下降和耳鸣应及时找专业的耳科医生处理。另外需要注意的是,有些药物间的相互作用会掩盖临床症状,例如,氨基糖苷类抗生素与抗组胺类药物合用时可能掩盖耳鸣等潜在的耳毒性表现,使用时应加以留意。在有条件的情况下建议在用药前、用药中和用药后进行听力检查,密切监测,避免发生药物性聋。

29. 药物性聋可能和遗传因素有关吗?

线粒体12SrRNA基因是导致个体对耳毒性药物敏感的遗传因素。携带该突变的个体对氨基糖苷类药物易感,可能导致"一针致聋"。如果携带者终身避免接触该类药物,就可以避免药物性聋的发生。另外,这种线粒体基因具有**母系遗传**的特点,也就是说母亲会传给她的所有子代,因此发现1个线粒体基因的携带者,其背后整个家族内大概有10个家庭成员都携带有该突变,这些家庭成员都要终身避免使用氨基糖苷类抗生素。

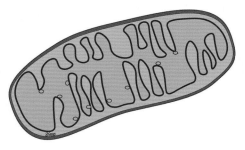

线粒体基因突变携带者会对部分药物易感,不慎使用
这些药物后会导致药物性聋

30. 同样听了一场摇滚音乐会，为什么有人耳聋了有人却没事？

　　噪声是导致听力损失的常见原因之一。有关研究表明，随着生活中交通噪声、娱乐噪声等暴露越来越普遍，12% ～ 15%的青少年的听力健康受到娱乐性噪声的影响，这表明噪声性聋的发病呈上升和低龄化趋势。科学研究发现噪声会导致**隐性听力损失**，后者是指患者平时感觉不到听声音困难，但嘈杂环境下其分辨言语能力下降，并影响听觉中枢处理能力。

　　噪声所导致的听力损失程度主要与其**声强**和**暴露时间**有关。声强越大，暴露时间越长，听力损伤出现越早，且损伤越严重。一般认为，声强低于75 dB（A）的噪声，不管暴露时间有多长，都不会对听力造成永久性损害。当噪声声强高于80 dB（A），暴露达一定时间时，造成明显听力损失的危险性就增大。摇滚音乐会一般持续2小时，其声音声强一般在

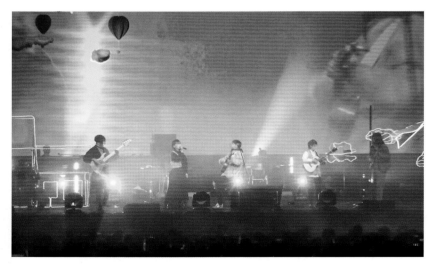

现场音乐会所产生的瞬间声音强度可达到130 ～ 140 dB

80 ～ 100 dB（A）之间，最高可达到 140 dB（A）（广场舞也一样）。对普通人而言，这样的暴露时间和噪声声强很可能导致一定程度的听力损失。最新科学家研究成果有两个重大发现。

- 噪声和药物一样，也存在遗传易感性。携带了某个噪声易感基因的个体，可能在听了一场摇滚音乐会后出现了永久性的听力损失，因此对他们而言，尽量避免噪声是预防耳聋的关键。另外，还存在噪声的"保护基因"，也就是说携带这些保护基因的个体可以帮助抵抗噪声对听力的影响，明显降低永久性耳聋的发生概率。

- 长期噪声暴露的累积损伤也是导致老年性聋的最主要原因，这些加深了我们对噪声危害性的全面理解。因此，噪声性聋威胁着各个年龄阶段人群，已成为亟待解决的全球性问题。

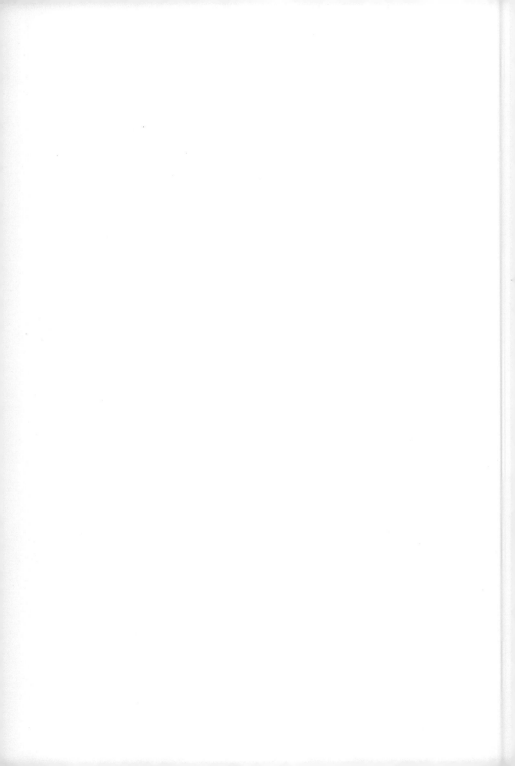

老年性聋

31. 老年性聋的发生率有多高?

老年性聋又称年龄相关性听力损失,是指随年龄的增长,听觉器官随同身体其他组织器官一起发生的缓慢进行性听觉性老化过程,并出现听力减退的生理现象。其发生年龄及发展速度存在个体差异,受内在基因和外在环境等多种因素的共同影响,目前发病机制尚不明确。据2006年第二次全国残疾人抽样调查结果显示,≥60岁的听力残疾老年人中有66.87%是因老年性聋引起。老年性聋是继关节炎、高血压之外,全世界发病率第三的老年性疾病。世界卫生组织(WHO)的统计结果表明听力损失的患病率随年龄的增加呈指数级增长,60岁人群中度及以上听力损失的发病率为15.4%,而90岁以上人群的发病率为58.2%。听力损失人群中42%的患者为60岁以上,据世界卫生组织(WHO)估计,到2025年全世界将有12亿60岁以上的老年人口,估计将有70%~80%的65~75岁成年人患有老年性聋。

32. 老年性聋的原因是什么?

导致老年性聋的因素很多,大致可分成两大类:一类是内在因素,包括遗传因素和全身因素(情绪紧张,某些慢性病,如高血压、高血脂、冠心病、糖尿病、肝肾功能不全等);另一类是外在因素,如环境噪声、高脂肪饮食、吸烟酗酒、接触耳毒性药物或化学试剂,感染等,这些因素均会引发或加重老年性聋的发生发展。

33. 老年性聋有哪些危害?

老年人一旦出现耳聋,必须要引起足够重视,老年性聋不仅仅影响的是听力,还会给患者带来生活质量的下降和其他方面的危害。总结老年性聋所产生的危害有以下几种。

- 听觉与言语识别能力下降,这是老年性聋所导致的直接危害。早期时段老年性聋具有隐匿性,易受忽视。随年龄的增加,老年性聋患者的听阈和言语识别能力都呈下降趋势。文献报道,高龄老年性聋患者中听阈以每年3.8 dB的速率下降。言语识别率测试结果显示,60 ～ 80岁老年性聋患者平均最大言语识别率为77.3(±16.7)%,80岁以上为52.0(±25.4)%。研究还发现,老年性聋患者听觉的时间分析能力也变差,而人类听觉系统需要依靠非常精确的时间信息来准确感知言语和音乐。因此与老年性聋患者交谈时,其时常表现为听到声音但听不懂意思,特别在嘈杂环境下,表现出更差的言语交流障碍。多数老年性聋患者还会出现对大声难以承受,声音强度高了反而言语识别率下降的所谓**"回跌现象"**。此外,听敏度降低和时间处理能力减弱,也使老年性聋患者常常对声音来源分辨能力下降,使得该精细功能产生障碍。

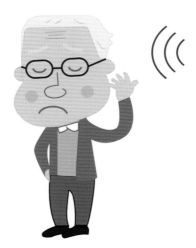

老年性聋的直接危害是听觉与言语识别能力下降

- 由于耳聋引致情绪异常与生活不便感增加。耳聋使老年人的言语识别率和表达能力出现严重下降,会严重损害老年人的身心健康,不仅直接导致沟通交流障碍,还会引发多种心理问题。早期老年性聋患者在情绪与生活上的变化特征最为明显。听力下降致使老年性聋患者与家人及朋友沟通时,需要说话者大声或重复言语,增加了双方交流疲惫感,易引起人际关系紧张;伤害到患者的心理,造成其自卑感;对患者人际交往产生严重的负面影响,从而做事消沉、退缩,不愿与人交流。老年性聋患者长期处于消极情绪下,会产生极大的孤独感和社会隔离的错觉,久而久之变得脾气古怪。长此以往,可观察到老年性聋患者明显的暴躁、偏执、抑郁、焦虑、孤僻等异常情绪。耳聋还会造成日常生活不便(如出行风险增加、打电话困难、生活常见提示声漏听等)等一系列问题,令老年性聋患者的适应能力变差,生活质量直线下降,被逐渐隔离于社会。

- 大脑认知功能减退。早期老年性聋患者可能已比同龄听力正常者表现出更差的认知能力,如思维活动变慢、知觉想象能力匮乏、空间觉察能力欠缺等。有研究表明与正常听力老年人相比,30% ~ 40% 老年性聋的患者认知能力下降加快。同时该研究还表明个体听力损失的严重程度与事物认知障碍呈线性相关,老年性聋大大增加了患者罹患阿尔茨海默病的风险。从神经学角度而言,耳聋患者内耳兴奋性神经递质谷氨酸盐和乳酸盐减少,引起中枢听觉通路神经冲动减少,导致听觉-边缘系统连接功能失调,以及额脑区域的传入神经萎缩,从而降低人的认知能力。言语理解需要的不仅仅是感知,还需要涉及大脑相关皮质区域复杂的功能(短期记忆、注意力和决策等),因此老年性聋患者在出现阿尔茨海默病之前,就会出现诸如:言语速度较快时,听话费力(对快速的语言处理能力下降);听到后面就忘了前面的内容(交流过程中上下文及前后内容的联系使用能力下降,短期记忆障碍);理解能力下降(中枢听觉处理障碍)等问题。

34. 老年性聋与阿尔茨海默病的发生有关吗?

听力损失已被明确认定是认知障碍的危险因素。研究发现老年性聋患者除外周听觉受损,其大脑皮质也出现了结构和功能的变化,如脑萎缩和听觉理解功能下降。此外,为了代偿缺失的听觉信息,大脑皮质进行了资源再分配,大脑功能中的注意力、视觉及运动网络均发生变化。

老年性聋患者存在听力下降和听不清言语声的情况,这影响了日常交流和社会交往,也会导致老年人回避交流,加剧了孤独和抑郁,降低了幸福感。如果不及时干预,会加速其认知能力下降,以致逐渐发展为阿尔茨海默病。因此,老年性聋患者及时使用助听器和植入人工耳蜗进行听力干预可以重建更好的听力,提高其口语交流能力和生活质量,防止认知能力下降和发展为阿尔茨海默病。

35. 老年性聋会导致焦虑、孤独、抑郁等心理问题吗?

研究认为老年性聋是造成老年患者悲观、抑郁、躯体化和孤独感的重要危险因素之一。老年性聋所致的患者生活质量下降,首先表现为情绪反应,如孤单、依赖感、挫败感、抑郁、焦虑、愤怒及内疚感等;其次表现为易冲动、责备和要求过多等行为反应;最后表现为意识无序、思维混乱、注意力不集中、自卑感强烈及日常交流困难等。

36. 老年性聋及早干预有哪些好处?

确诊患有老年性聋以后,根据耳聋严重程度,及时验配使用助听器或植入人工耳蜗进行听力干预,可以为老年性聋患者改善其听觉能力,提高口语交流能力和生活质量,降低认知能力下降和罹患阿尔茨海默病的风险。对助听器和人工耳蜗干预老年性聋效果的研究表明，听觉干预有助于恢复听觉感知，从而减少认知负荷，也就是说听觉康复对大脑神经认知功能产生积极影响。例如，一项为期6个月的助听器干预被发现能显著改善听觉障碍和记忆表现；而另一项随访时间长达7年的临床研究发现人工耳蜗干预能明显改善老年人的认知障碍，降低阿尔茨海默病的发生率。

耳聋的治疗

正确使用助听器

37. 助听器的原理是什么?

本质上说,助听器就是一个放大声音信号的电子产品装置,有点像我们日常使用的耳机,但对声音的处理上要比一般耳机复杂得多。助听器的"声音放大"不是像普通耳机那样简单的放大,而是根据耳聋患者的听力损失情况有针对性的进行处理,有的声音要放大,有的要压小,还有的要维持不变。高级的助听器还要分别处理不同的信号源,来加强聆听者的语言理解能力等,这些瞬时处理、环境降噪、自动转换功能都需要高科技的研发才能实现。

助听器的基本结构包括**集音麦克风(传音器)、放大器、输出换能器(也叫受话器,相当于耳机的扬声器)、电源**四个主要部分。助听器的基本原理大致为通过"麦克风"将收集的声音信号转变为电信号(电能)送入放大器,通过信号放大与处理电路将输入很弱的电信号进行处理,提取

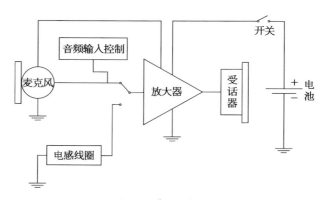

助听器工作原理模拟图

有用的电信号放大并抑制无用的噪声信号后，再传至输出换能器。输出换能器由耳机或骨振动器构成，其作用是把放大的强信号由电能再转换为声信号（声能）或动能输出。因此，耳机或骨振动器传出的信号比之原来传音器接收的信号强多了，明显改善了信号的**信噪比**，这就可以在不同程度上弥补使用者的听力损失，以达到使用者更好地聆听的目的。

38. 什么样的人适合验配助听器？

原则上讲只要是有听力损失的人群都可以验配助听器，但是实际上适合不适合验配助听器因人而异，具体要根据耳聋程度、言语识别能力、自身的需求来验配助听器。

一般而言，**儿童听力障碍者**，就算是轻度听损，也建议选配助听器，而且越早越好。因为儿童6岁前都是学习语言的关键时期，只有保障儿童能听到、听清楚，才能让其学习好语言，而不至于造成终生影响。

对于**成年听力障碍者**，尤其是学语后聋患者，需要佩戴助听器。因为听不到、听不清，无法进行正常交流，而且由于听觉剥夺效应的存在，如果不及时验配助听器，往往会导致后期佩戴助听器效果也不理想。

对于**重度以上听力障碍者**，应选配特大功率助听器，如果验配助听器效果甚微或无效时可考虑人工耳蜗植入，因为这种情况助听器已经无法解决问题了。

对**双耳听力障碍者**，建议双耳验配助听器，这样才能进行声源定位，使听到的声音有立体感、方向感。

相对的，有些情况则不适合立即验配助听器，需转诊治疗：

- 外耳、中耳疾病所致传导性聋；
- 3个月内发生的突发性、进行性下降；
- 波动性听力下降；
- 不明原因的单侧或双侧明显不对称的听力损失；
- 伴有耳痛、耳漏、耳鸣、眩晕或头痛；

– 外耳道耵聍栓塞、异物或外耳畸形。

符合上述指标,经医生确诊无法治愈或患者不愿接受药物、手术等治疗方案,方可验配助听器。

39. 助听器有哪些类别、各有什么特点?

助听器的外形大大小小各有不同,初戴者在选择时是否可以一味追求美观而选择耳内机? 我们应该如何选择合适的助听器? 下面是根据医生日常工作中的实际情况总结。

传统耳背式助听器(behind-the-ear hearing aid,BTE)

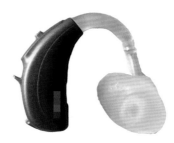

传统耳背式助听器(BTE)
外　观:★★☆☆☆
灵活性:★★★☆☆
耐用性:★★★★☆

BTE作为助听器的最经典外形,被各个验配中心的听力师、助听器验配师所广泛使用。但其外观最为经常被使用者所诟病,尤其是超大功率的耳背式助听器,其外形更显臃肿,笨重的外观也带来了一系列问题,例如,婴幼儿的耳郭较软,较小,导致助听器无法完全固定在耳郭至上,或由于长期压迫耳郭,导致助听器宝宝容易产生招风耳的问题。

验配师在为选择助听器时,是根据使用者的听力损失情况选择合适的功率,BTE的功率是固定的,一旦选择无法更改,除非换机。如果因某些原因,听力产生了不可逆的下降,BTE可能就因功率不足,无法很好地补偿听力而被淘汰。那么使用者可能表示,在选择助听器时,就直接选择大功率的助听器,留出充足的余地,是不是就可以解决这个问题。其实并非如此,盲目选择大功率的助听器可能造成助听器的本底噪声变大等问题；一方面音质可能因此下降，另一方面可能损伤残余听力，得不偿失。这使得BTE在灵活性方面被扣了一些分数。但是，BTE的耳模制作较为简单，大部分验配中心也可自行制作，这又为其在灵活性方面获得了加分。

得益于BTE笨重的外壳，该种机型的牢固性、稳定性方面得到了较高的分数，做好日常的保养及检测，一般都可使用较长的时间。同时因为机身较大，一般该机型会使用13号电池，使得其单电池续航能力较其他机型较好。同样因为机身较大的原因，更多的功能可以被加载其上，使其功能更全面，性能更可靠。

受话器外置式助听器（receiver in the canal hearing aid，RIC）

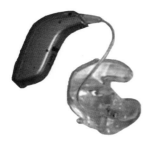

受话器外置式助听器（RIC）
外　观：★★★★☆
灵活性：★★★★★
耐用性：★★★★☆

RIC的问世其实已有一些年头，随着芯片技术的不断进步，以及受话器工艺的改良，直到近两年才被各大助听器公司广为宣传。从严格分类上而言，RIC也属于耳背或助听器的一种，它与BTE之间的区别主要在于，它将受话器这一重要元件从助听器的机身内部，转移到了使用者的耳道之中，可镶嵌于耳模之中，因此得名RIC（receiver in the canal）。RIC一改BTE的笨重外观，其机身较小，隐蔽性较好，婴幼儿柔嫩的耳郭也可以轻易支撑起RIC的重量，大大减少了招风耳的发生率。也使得家长更容易接受助听器，使助听器的干预时间也得到了提前。

虽然RIC的体积较小，但是其功率可一点都不小，其最大功率受话器可与BTE的大功率相媲美。同时因为其受话器外置的特点，RIC的功率可根据不同的听力损失进行变更。如一些大前庭导水管综合征的患者，在干预时往往有较好的残余听力，这时我们可以根据其当时的听力损失情况，为其选择使用较小功率的受话器；当听力产生不可逆下降时，我们可根据其需求，为其更换更大功率的受话器，以匹配当时的听损。对于家长而言，更换受话器所带来的经济负担远远小于更换助听器，使其灵活性，以及与听损的匹配程度达到了最高。

在耐用性方面，因为受话器与主体机身之间的连接依靠电缆，所以尽管工艺经过了数次改良，牢固性较早期已大大增加，但其仍然存在损坏的可能。在遭到暴力拉扯时，相较于BTE而言更容易产生损坏，但是因为其方便拆卸的特点，使其更换也较为方便，一般不需返厂，于验配中心即可更换，保证了使用连续性。RIC与BTE相同，婴幼儿验配需制作耳模，其耳模制作工艺程度较普通耳模更高，少数验配中心可以自行制作。同时因为不同品牌、功率的受话器大小，外形有所不同，故制作的耳模不可跨品牌使用，在更换不同功率的受话器时也需要重新制作耳模。成年人患者可根据听力损失情况及佩戴舒适程度选择制作耳模或直接使用耳塞佩戴。

耳内式助听器（in-the-ear hearing aid, ITE）

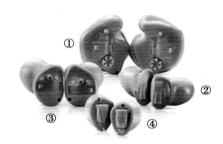

耳内式助听器的类型。①④ 深耳道式助听器；②③ 耳道式助听器

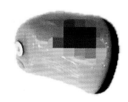

耳内式助听器(ITE)
外　观：★★★☆☆ ～ ★★★★★
灵活性：★★★☆☆
耐用性：★★★☆☆

此处所提到的耳内式助听器并非一种助听器，而为**耳内式助听器**、**耳道式助听器**（in-the-canal hearing aid，ITC）、**深耳道式助听器**（complete in the canal hearing aid，CIC）等数种佩戴在耳内助听器的统称。不同种类耳内机大小不一，佩戴深度各有不同，所以其外观及隐蔽性从三星至五星不等。体积最小的深耳道式助听器在佩戴完后从正面以及侧面可完全隐形，美观程度达到最佳。

耳内式助听器和BTE一样，其功率为固定不可变，同样存在着听力下降导致助听器功率不足的风险。同时因其机身体积的限制，其功率一般较小，功能较为单一，大部分新功能，如蓝牙等会被阉割；如果需加装，往往会导致机身变大，当机身大小达到一定程度后，其外观得分大打折扣，从侧面观察也变得较为明显。因耳内式助听器需要定制，其机身外壳根据耳印制作，所以当使用者的耳道情况发生变化时，助听器就容易产生啸叫、松动脱落等问题。婴幼儿在干预时，外耳道相对狭窄，并且随着月龄的增加，耳道大小变化速度快，故助听器会经常出现不合适的情况，需要重新制作外壳。而对外壳的反复拆装易损伤机器的芯片及其他零部件，导致故障率增加。因婴幼儿使用者相对成年人，对于助听器的保管能力较弱，而耳内式助听器又比较小，不易被家长发觉，所以非常容易发生丢失的情况，增加家庭的额外经济负担。同样因为体积小，助听器被患儿抠出后易被塞入口中啃咬甚至误食，引起危险。对于成年人使用者而言，耳内式助听器在外观上有较大优势，但若听力损失较重，手指灵活程度欠佳的老年性聋患者，仍旧不建议使用。

综合以上情况，我们并不建议婴幼儿验配耳内式助听器，对于注重外观，听力损失较轻的患儿，一般建议等到8岁左右，有自我保管能力后再进行耳内机的验配，这样会获得比较好的验配效果。超大功率BTE在功率方面更胜一筹，但是由于大功率助听器对于耳模制作的要求更高，更新更频繁；否则频繁触发**啸叫**反而会对婴幼儿的佩戴造成影响，优势反而变成劣势。RIC在拥有相当功率的情况下，外观更小，使用更灵活，所以我们更倾向于选择RIC。成年患者可根据自身需求决定是否验配。

40. 宝宝多大可以验配助听器?

《新生儿听力筛查技术规范》要求所有筛查未通过的婴儿,应该在出生后3个月内接受全面的听力学及医学评估;确诊为永久性听力损失的婴

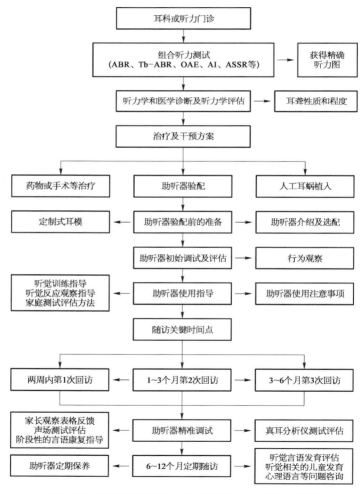

上海交通大学医学院附属第九人民医院婴幼儿助听器验配流程图

儿均应该在6个月内尽快干预。如果条件允许（明确诊断为永久性耳聋），特别是已经有明确耳聋致病基因诊断或家族史的患儿，即使超小月龄的宝宝也应该要尽早干预。我们知道3岁前是儿童言语发育的最好时期，从出生到6个月是听觉系统发育的关键时间阶段，也称**神经编码阶段**。研究表明有听力障碍的婴幼儿在6个月前进行干预可明显改善日后的言语发育效果，所以越早干预会给宝宝的听觉言语发育带来越大的收益。

研究表明，绝大多数双耳听力损失的小儿都可得益于个性化的助听器使用，应该将听力损失确认与助听器验配之间的时间延误降低到最低程度，原则上要求在诊断为永久性听力损失的1个月之内为婴幼儿验配助听器，而且越早越好。此时助听器验配的目的是使佩戴助听器的婴幼儿最大可能地获得言语声的刺激，而且其听到的言语声强度应当在安全舒适的可听范围之内。

41. 医生对小月龄婴幼儿进行听力干预时，关键点有哪些?

小月龄婴幼儿进行听力学干预，医生一般会抓住以下几个关键点。

- **关键点一**：准确全面的听力学检测报告和基因检测报告。首先医生要完善**耳科学检查**，排除耵聍或中耳炎等可能对听力产生可逆性损失的因素。然后行**听力学组合测试**，包括耳声发射、听性脑干诱发电位、稳态听觉诱发电位等客观检查及主观行为测试。医生实际选择干预方式时，应将客观检查与主观测听及家长的观察综合剖析，互相印证，在几个关键频率点得到一个相对准确又安全的**听阈值**用于助听验配。6个月以内的婴幼儿其听觉系统尚处于发育状态，为避免过度干预，通常需借助**基因检测**的结果，对有明确耳聋致病基因的中度及以上听力损失的患儿给予助听器干预。

- **关键点二**：对听力变化的动态监测。小月龄婴幼儿的听觉和认知发育处于不稳定状态，医生为了及时修正调试数据，需要动态监测裸耳和助听听力。同时婴幼儿行为学听力评估也是个逐渐精确的过程。听力学评估除了每一重要时间节点的客观听力学检查（ABR、TB-ABR等）外，还需要辅助行为测听、家长日常的行为观察等。婴幼儿的听力评估是随着其成长过程而逐步精确的，其结果需要定期复查和校核。

- 关键点三：耳模的制作。因为小月龄宝宝的耳道发育变化很快，所以首选一般都是耳模可更换的耳背式助听器。特别在1岁以前，耳模的更换频率比较高。小月龄的宝宝外耳道都较为狭小，这会给取样和耳模制作带来了很大的难度，要求验配师和耳模制作师有过硬的功底和处理经验。合适的耳模才能帮助助听器发挥最佳效果。家长应该在验配师的指导下及时发现耳模的合适与否，更换耳模。

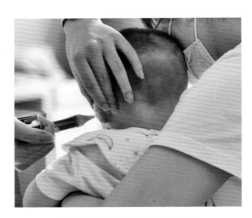

医生为验配助听器的儿童取耳印

- 关键点四：听力医生和验配师的专业性。医学专业验配，除了助听器和听力学专业相关问题，还涉及宝宝的综合医学评估问题，如发育迟缓、脑瘫及心智发育等。专业的听力师应具备对听力检测报告、基因测试结果、家长的问诊和宝宝的整体发育等综合分析的能力，对整个干预过程有一个恰当、整体、长远的把控。为小月龄宝宝验配助听器时，对声信号的放大处理也是和成人不同的，婴幼儿是通过聆听声音来学习语言的，因此对助听器性能的要求通常要比成年人高，在患儿进行助听器验配时应保证助听器的各项电声学特性能够满足儿童发育过程对频响和输出的要求。

- 关键点五：随访。对佩戴助听器的小于6个月的婴幼儿医生应定期进行听力学检测，其间隔以不超过3个月为好，并在精细调节初期，每2～3周反馈一次助听后的听性行为和对言语声的反应。在助听器精细调节后1年内，每3个月对听觉言语发展情况进行一次评估；一年后每半年或一年评估一次即可。随访的内容包括助听效果的评估、助听器性能的监测和家长的康复指导等。

42. 医生如何为婴幼儿验配助听器？

婴幼儿的生长发育都有一定的规律，但是由于不同的遗传和环境因素，个体间的差异始终存在，使得每个孩子都是独一无二的。特别是听力障碍的孩子因为听力损失的程度、干预的时机和家庭教育环境的不同，在进行助听器验配的时候，医生更需要针对孩子的特点进行个性化的助听器选配，以使其获得最佳的助听干预效果，为后续听觉语言学习提供先决条件。因此，医生婴幼儿验配助听器过程中通常会注意以下几方面。

第一，获得准确全面的听力。一份准确全面的听力报告是整个干预环节的基础，通过听力学评估可获得有关单耳听力损失类型、程度和听力构型的特异性信息，评价听觉系统的完整性，评估听敏度，为最后确定干预方式和获得助听器验配数据提供依据。在医生为婴幼儿进行助听器选配之前，首先要对婴幼儿进行全面的听力学评估，以确保获得准确的听力情况。因为不同的婴幼儿听力损失各有其特点，在选配助听器时也需要不同的应对。例如，混合性聋和感音神经性聋，中度聋和重度聋，平坦型和下降型的曲线，在不同强度和不同频率的声音中需要获得的听力补偿也不相同。

以下是我国2018年《婴幼儿听力损失诊断与干预指南》推荐的组合测试项目，分为基本和追加项目。

2018 年《婴幼儿听力损失诊断与干预指南》推荐的组合测试项目

类别	测试项目	备注
基本测试项目	婴幼儿行为测听	小于 6 月龄用行为观察法（BOA）；大于 6 月龄用视觉强化测听（VRA）；2.5 岁以上用游戏测听（PA）
	声导抗	小于 7 月龄婴儿使用 1 000 Hz 和 226 Hz 探测音；7 ～ 12 月龄使用 226 Hz 和（或）1 000 Hz 探测音；大于 12 月龄使用 226 Hz 探测音
	耳声发射	包括瞬态诱发耳声发射（TEOAE）和畸变产物耳声发射（DPOAE）
	短声及短纯音 ABR	短声 ABR 反应阈大于 35 dBnHL 时，需加做短纯音 ABR 测试
追加测试项目	骨导短声 ABR	当声导抗鼓室图结果异常或短声 ABR 反应阈大于 35 dBnHL 时
	听觉稳态诱发反应（ASSR）	当短声 ABR 和（或）短纯音 ABR 引不出时
	微音器电位（CM）	采用正负（反转）极性法测试，用于鉴别诊断听神经病
	短潜伏期负反应	用于鉴别诊断大前庭水管综合征

这些测试项目基本涵盖了听觉传导通路中的每一个环节，不仅能够获得较为准确的听力曲线，也能够帮助医生了解问题出在哪些环节。

第二，用发展的思路选择干预方案。婴幼儿是在不断生长发育的，在不同发展阶段的聆听环境和聆听需求也在变化着，同时婴幼儿行为学听力评估也是个逐渐精确的过程。因此医生在为婴幼儿选配助听器的时候，也会以发展的眼光看待问题。

首先，根据婴幼儿的听损程度和性质，选择合适的功率、性能、外观及等级的助听器。0 ～ 3 岁是婴幼儿通过听觉来积累信息并发展言语语言的关键时期，这个阶段的应该尽量让其听到和学习识别更多的声音，所以没有过多开启一些需要特殊处理的功能，如降噪和方向性。3～6岁的幼儿已经初步习得一些语言，认知、运动和社交等方面也在迅速发展，周围环境变得更加复杂，可以适当开启部分降噪功能和方向性麦克风。在课堂学习的时候，也可以根据情况使用听觉辅助器件以提高信噪比。

0～3岁的婴幼儿几乎没有自主能力，需要产品有更多的保障性。选配助听器的时候，在考虑助听器的外在特性时，应最大限度地保证儿童能够舒适地佩戴助听器，并提供安全上的保证。一般多选用耳模可更换的耳背式助听器，但对于听力可能发生波动性变化的婴幼儿可选用功率可变更的RIC更为合适。

其次，婴幼儿的耳道声学特性本就与成人相比有较大的差异性，随着年龄的增长还呈现出一定的变化，耳道相关的声学特征也随之改变。婴幼儿的耳道内测得的声压级一般都超过成人，外耳共振特性随年龄增长而发生变化，加之儿童不能对助听器的补偿做出主观判断，因此探管麦克风测试应成为儿童助听器选择、验配的常规手段。**真耳分析**就是在助听器选配中常用的探管麦克风测试之一，它能够测量婴幼儿助听后耳道内近鼓膜处的声压级（真耳助听响应），根据测试结果调整助听器的增益、输出和频响，使助听器验配个体化，以适合每个儿童的听力损失特点。同样由于耳道变化而需要进行调整的还有耳模。婴幼儿大约3～9个月需要更换耳模，具体可以根据是否出现啸叫来判断何时需要更换耳模。

婴幼儿是通过聆听声音来学习语言的，因此对助听器性能的要求通常要比成年人高，医生在为患儿进行助听器验配时会保证助听器的各项电声学特性能够满足儿童发育过程对频响和输出的要求，更多考虑的是对言语的可听度和综合效果的评估验证。验配师和家长要认识到婴幼儿助听器的验配调试及效果评估是一个逐步精确和完善的过程，对此要付出更多的耐心。

第三，定期评估监测助听效果。在婴幼儿的助听器选配过程中，评估监测的作用尤为重要，因为听力师需要了解孩子听力补偿的效果，并在此基础上进行个性化的精细调节。一旦助听器选配过程完成，对婴幼儿听觉功能的确认过程就随之开始，首先应在声场中完成助听听阈的评估，它将作为一条基线，来监测儿童使用助听器后是如何发展交流能力的。

除了对助听听阈的直接测量外，确认的内容还应包括听力康复情况。这些来自家长、老师及言语治疗师的康复信息，有助于了解助听器是否达到了目的：助听器应确保孩子听到完整、舒适、清晰的语音信号，并在日常生活环境中有一定的排除噪声干扰能力。医生可以通过量表来进行评价，如婴幼儿听觉意识整合量表（IT-MAIS），小龄儿童听觉发展问卷（LittlEARS）等。除此之外，医生还会充分考虑其他测试结果及家长的主诉，做定期的回访。对婴幼儿来说，精细调节的过程尤为重要，在精细调节的初期，每2～3周反馈一次意见，以观察助听后的听性行为和语言反应；并在助听器精细调节后的1年内，每3个月对听觉言语发展情况进行一次评估；以后每半年或一年评估一次即可。同时家长在医生的指导下观察婴幼儿对声音的反应，便于助听器的精细调整。同时对小儿助听器的性能还应定期监测并长期坚持，保证助听器处于正常的工作状态。主要指助听器的电声学、真耳、助听功能的检验等。

婴幼儿助听器的验配调试和效果评估是一个逐步精准和完善的过程，要付出必要的耐心。

43. 小儿一定要使用儿童专用助听器吗？

在回答这个问题之前，我们首先需要了解，儿童专用助听器独有功能有哪些，如电池仓安全锁，指示灯等。其他一些例如RECD输入，FM设备连接等功能，在今年新上线的一些机器中已被列入常规功能，儿童专用助听器的说法被淡化。其实这些独有的功能都是为了让家长更容易了解到助听器的工作状态，以及安全措施。家长们在做好日常的养护和检查工作后，对这些辅助功能的依赖程度并不高。同时一些儿童用机在设计上为了考虑续航，以及功率，往往体积较大，所以家长们在结合多种情况后，无须认准儿童专用机，而更应多结合自身情况，进行选择。

44. 如何评估耳聋儿童助听器的效果？

对于耳聋儿童的助听器效果评估，主要包括助听后的听力水平、言语识别和习得能力，语言发育速度以及社会交往能力的发展等。具体的方法主要有以下几个。

- 电声学测试。通过真耳分析可以客观地测试不同声音强度下助听器在耳道内产生的实际增益和输出，使助听器得到科学安全的放大，让家长可直观地看到患儿从助听器中的收益。

- 测试声场环境下的助听听阈。运用适合不同年龄段的行为测听来获得各个频率的助听后听阈，评价助听器的功能性增益，医生通常会以助听听阈是否进入**言语香蕉图**作为评价指标。但该检查只能反映小声的增益情况，对较高强度的输入声的助听效果不能有很好的反馈。

- 主观问卷评估。医生通常使用标准化的调查问卷来实现评估，通过询问家长和老师，了解孩子的听觉能力和言语发育水平，以及助听器在实际生活中对他们的帮助，以此可确定孩子在日常生活中是否存在确定的听性反应。

- 言语测听。选择适合儿童发音水平和词汇量的言语测试材料在声场中对患儿助听效果进行评估。评估方法有林氏六音、幼儿普通话言语分辨力测试、普通话儿童词汇相邻性测试、普通话噪声下言语测试、言语清晰度测试等。

- 听觉皮质诱发电位。可以帮助医生了解患儿能获取的语音信息的多少，在评价患儿的声音感知方面有很多优势。

- 不适度评价。对于7岁以下的患儿，在给高强度声音时观察患儿有无不适表现；对于7岁以上的患儿推荐使用代表不同响度级别的面部符号。

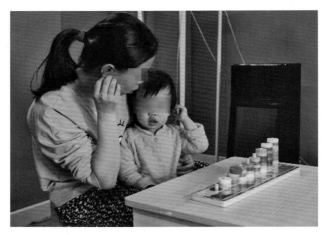

家长与儿童一起进行游戏测听

45. 老年人验配助听器之前需要做哪些准备工作?

在日常工作中,我们常常听见患者出现如下描述:"我听隔壁老人说,他带了助听器以后,什么声音听得都很大,但是别人说话还是听不清楚。"引起这些情况的原因很多,不过在为中老年人进行助听器验配之前,医生需要对其病因以及听力情况进行一个全面的了解。

一般而言,患者需要在耳科(耳鼻喉科)门诊处进行体格检查及病史询问,并进行以下听力检查,从而帮助判断听力损失原因、听力损失时间,以及听力损失程度。

- 中耳功能检测(声阻抗测试)。这个测试将会对患者的中耳功能进行评估,以区分听力损失的类型(传导性聋/感音神经性聋)。
- 纯音听阈测试。这个测试将会对患者的听力损失程度进行评估鉴定,并在之后助听器调试中的重要参考指标之一。
- 言语测试。这个测试中包括**言语最大识别率测试**及**言语识别阈测试**。这是一项常常被人忽视的测试,但是对于患者助听器验配的远期效果评估而言,有着非常重要的作用,正如前文中所提到的声音

WHO 2021 年推荐的听力损失分级标准

分级	好耳的听力阈值（dB）	多数成年人在安静环境下的听力体验	多数成年人在噪声环境下的听力体验
正常听力	＜20 dB	听声音没有问题	听声音没有或几乎没有问题
轻度听力损失	20 至＜35 dB	谈话没有问题	可能听不清谈话声
中度听力损失	35 至＜50 dB	可能听不清谈话声	在谈话中有困难
中重度听力损失	50 至＜65 dB	在谈话中困难，提高音量后可以正常交流	大部分谈话都很困难
重度听力损失	65 至＜80 dB	谈话大部分内容都听不到，即便提高音量也不能改善	参与谈话非常困难
极重度听力损失	80 至＜95 dB	听到声音极度困难	听不到谈话声
完全听力损失/全聋	≥95 dB	听不到言语声和大部分环境声	听不到言语声和大部分环境声
单侧聋	好耳＜20 dB 差耳≥35 dB	除非声音靠近较差的耳朵，否则不会有问题。可能存在声源定位困难	可能在言语声、对话中和声源定位存在困难

听的大但是说话声听不清的问题，这在言语测试中就会有所体现。一般这样的患者言语最大识别率会较常人低一些，在验配的初期效果也会差一些，需要经过一段时间的适应，以及强化训练，方能有所改善。

以上三项测试为老年性聋患者助听器验配前常规进行的测试内容，除此之外还有诸如：不适阈测试、舒适阈测试、耳鸣匹配测试等，医生需要根据患者的不同情况进行选择测试。

46. 如何评估成人助听器的效果?

对于成人的助听器效果评估,主要包括助听后的听力水平、言语识别和习得能力,语言发育速度,以及社会交往能力的发展等。具体的方法主要有以下几个。

- 电声学测试。虽然成人可以表达验配感受,但通过真耳分析可以客观地测试不同声音强度下助听器的增益和输出,客观验证助听器的收益,最后达到更为理想的验配效果。
- 测试声场环境下的助听听阈。这可以获得各个频率的助听后听阈,评价助听器的功能性增益;该检查只反映小声的增益情况,对较高强度的输入声的助听效果不能有很好的反馈。
- 问卷评估。通过调查表来询问患者。如助听器效果简表(APHAB),听觉改善分级(COSI),日常生活助听满意度问卷(SADL),助听器效果国际性调查问卷(IOI-HA)等。
- 言语测听。测试患者助听后在安静环境和竞争噪声下的言语识别率测试、言语清晰度测试、言语可懂度测试等。
- 不适的评价。通过问询患者的方式,了解是否有堵耳效应、响度重振及使用耳模的合适程度。

47. 助听器的功率越大越好?

助听器的功率选择十分重要,不同听力损失,不同疾病的选择的助听器功率不尽相同。很多人挑选助听器时,往往认为,同一系列,价格一样的助听器,功率更大的那个比较好,其实这是一个错误的观点。助听器选择应该以当时测得的听力为指导,留存适当的调试空间即可,不一定非要选择最大功率。相反功率更大的助听器往往在外形上会更大一些,音质略显粗糙,并不一定是最佳选择。

对一些重度听损的低龄婴幼儿，在选择助听器时，并不一定直接选用最大功率的助听器。首先，大功率的助听器相对较容易产生啸叫，对于耳模的制作要求高，而婴幼儿生长发育速度快，耳模更换频率高。我们经常发现一些验配助听器的宝宝，选用超大功率助听器，但是啸叫不断，这样的助听器并没有起到良好的补偿效果，甚至会对宝宝产生负面的影响。还有一些机构为了避免啸叫，刻意降低增益，啸叫确实减少，但是补偿也一并下降，同样没有起到大功率助听器应有的作用。同时，更大功率的助听器通常伴随着更大的体型，我们常常见到一些低龄宝宝小小的耳朵上背着巨大的助听装置，一方面对其耳郭造成了巨大的负担，另一方面助听器本身的重量使得耳道产生轻微形变，更易发生啸叫。同时这一错误的观点有其"历史遗留"问题，这一问题主要针对**大前庭水管综合征**的宝宝，大前庭水管综合征因其疾病特殊性，听力容易出现波动性下降，当下降发生后，原有的助听器经常出现功率不足的问题，患者不得不更换更大功率的助听器。但现在我们可以选择受话器外置型助听器（RIC），因其受话器功率可变的特点，使得类似情况即使发生，我们也可以通过更换受话器的方式，使功率变大，而不需更换机器本身。同样，对于听力损失程度较重的患儿，在早期干预时，我们也可不直接使用最大功率，待宝宝佩戴一段时间后，其耳道长大一些，再选用更大功率的受话器。

48. 应该买最贵的助听器吗？

不同价位系列的助听器，在硬件方面会有所不同，简单来说通道数、运算速度、噪声处理方面都会有所不同，在合适的验配调试后，价格的提升必然会使聆听感觉更好。一些听力师认为，更昂贵的助听器所搭载的一些功能（如蓝牙）对于婴幼儿及儿童用户并无用处，甚至降噪功能也无须太好。但是这些功能在特殊情况下可以发挥特别的作用，例如，新型冠状病毒肺炎疫情中，某品牌的远程验配技术大放异彩，让无法出门的助听器使用者足不出户便能调试机器，而之前选择并未搭载无线功能的用户则无法享受此便利。但是这些原因并不代表一定要买最贵的助听器，助听器属于电子产品，有折损，需要定期更换。家长们一定要量力而行，不要过于冲动，宝宝的成长需要投入之处颇多，切不可因验配助听器而使其他方面受到掣肘。对于成年患者而言，在选择助听器时应当结合实际日常需求，不同价位的助听器可以满足不同复杂的聆听环境，带来不同的聆听体验；不宜盲目追求最贵，也不宜一味贪图便宜，而选择无法满足自身实际需求的助听器。

49. 助听器日常使用与维护注意事项有哪些？

助听器日常使用与维护注意事项有以下几方面。

- 助听器为电子产品，通常使用寿命5～7年，保修期见保修卡，平时使用需注意保养。防水、防潮、防摔，洗脸、洗澡等容易沾到水及睡觉的情况下，须取下并将电池仓门打开，放到干燥盒内（干燥盒内有干燥剂，若变色说明失效，需及时更换），如果长时间不使用助听器，需将电池取出，以防电池漏液腐蚀机芯。

- 电池和清理。助听器使用的是锌空的助听器专用电池，需要和空

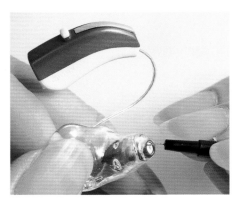

助听器需要定期清洁保养

气充分接触电量才能更稳定，使用时间才能更持久。因此撕掉电池上贴纸后，先静置3～5分钟再装入电池舱内，装电池时注意电池方向，一般平面朝上。儿童要防止电池的误吞。电池电量低时机器会有提示音。每天可用清理小工具对易被耳屎等堵住的出声口进行清理疏通，清理小工具每一个助听器都有配备。若天热出汗较多或冷热交替明显情况下及时用干布擦干机身，保持机身干燥。

- 佩戴方法。尽量使耳模与外耳道紧密吻合、戴好后会很服帖，左蓝右红（耳模或机身上有显示）。如果有啸叫声，可能是耳模和耳道没有吻合好，助听器放大后的声音泄露出来后，再次被助听器麦克风拾取到助听器放大系统，多次放大又泄露后形成循环导致啸叫。这时，可以将耳模调整一下，保证耳模能够密闭耳道。耳道内耵聍栓塞或者耳道变大，都有可能产生啸叫。

- 对于成人来讲，助听器佩戴是一个慢慢适应的过程。初次佩戴者可能会一下听到许多很久没听到的声音，这是需要时间来适应，一般适应期为1～3个月。可以先从安静环境开始适应，佩戴时间逐渐增加，由开始的每天1～2小时慢慢增加佩戴时间。度过适应期后，除睡觉、洗脸、洗澡外，就要求患者整天佩戴。每次佩戴前可以看下助听器是否在工作状态（当电池仓合上，助听器会有开机提示声或有尖锐啸叫声）。

- 对于儿童来讲，由于耳朵在不断长大，耳模需要及时更换。若家长发现耳模戴好后，出现啸叫，则需要到听力中心重新做耳模。家长要注意观察孩子平时对不同大小声音的反应，及时发现助听器是否存在问题，以及自身听力是否变化。

- 若助听器不工作，首先自己排除一下原因：
  - 助听器电池耗尽（一颗电池能用一周左右）；
  - 助听器耳模有耵聍或其他异物堵住，需及时清理；
  - 如排除以上原因还是不工作状态，则需与听力中心联系，将助听器寄回检测。

- 验配后为保证助听效果，需要定期随访。一般在验配后1、3、6、12个月随访一次，然后可根据自身情况半年到一年随访一次。若未到随访时间点，有任何不明白的问题及时联系听力中心。平时也可记录下戴助听器的声音感受，随访时反馈给医生。

50. 为什么有些人的助听器会有"吱吱"声（啸叫）？

在日常生活中我们会发现，一部分的助听器使用者说话或进餐时助听器会发出"吱吱"的响声，这种声音甚至会影响到周围的人，但佩戴者往往无法察觉到这些声音，这究竟是怎么回事？

这些声音就是我们常常提到的助听器产生的**啸叫**。助听器本身是一种声音放大装置，麦克风采集到声音后经过一系列的处理和放大，最后从受话器中传出。在这个过程中，如果经过放大的声音再次被麦克风采集并放大，以此往返循环就会产生啸叫。由于助听器佩戴者本身的听力损失不同，一部分高频听力损失较重的患者往往无法发现自身助听器的啸叫。但在啸叫时助听器无法处于正常的工作状态，所以佩戴者会感觉助听器有时会没有声音。

51. 助听器如何避免产生啸叫？

助听器如何避免产生这些烦人的啸叫，我们列举了一些方法。

- 选择合适的耳塞或耳模。在我们验配助听器时，应当进行耳模定制，少数情况下也可选择合适的耳塞进行佩戴。很多佩戴者的耳模（耳塞）在静止时密封性较强，声音不易泄露，而当其在交流及吞咽时，颞颌关节的运动导致外耳道产生了形变，使耳道和耳模（耳塞）之间产生了较大缝隙或将其外推，以至于声音外泄产生啸叫，更有甚者会导致耳模向外滑出、松动。为此在耳模取样时应让佩戴者进行一定的吞咽，以及微张口部等动作，以保证取出的耳样不会过于饱满，为耳道的正常形变留有余地，这样做出的耳模佩戴舒适度更高，也更不容易啸叫。

- 选择合适的助听器。从助听器的外观与佩戴方式我们可将助听器粗略的区分为耳内式助听器及耳背式助听器两种。从助听器本身结构而言，耳内式助听器的最后出声孔距离麦克风更近，声音更容易通过气孔或耳道缝隙向外散逸，故而更容易产生啸叫。耳背式助听器中分为传统耳背式助听器与受话器外置式耳背式助听器（RIC）两种。传统耳背式助听器的受话器在耳背部分，与麦克风距离较近；RIC的受话器被放置于耳道内，麦克风在耳背部分，距离相对较远。因此我们认为发生啸叫的概率：耳内式助听器＞传统耳背式助听器＞RIC。同时不论我们在选用何种类型助听器时，还可以根据实际情况进行**数字式声反馈抑制测试**（digital feedback suppression，DFS），该测试能有效降低啸叫发生概率。我们在选择助听器型号时可尽量选择较新款助听器，因为不少品牌助听器在升级换代过程中，都对助听器自身抗啸叫功能进行了提升。

- 保持耳道清洁。外耳道中会不断产生分泌物并堆积形成耵聍，因佩戴助听器导致耵聍较难通过人体自身的咀嚼、说话等方式排出。而不断堆积耵聍会在耳道中形成一堵"高墙"，使得助听器发出的声音难以通过这个"高墙"，此时声音变得更容易从耳模的缝隙及气孔中逃逸，使得啸叫概率大大增加，所以佩戴助听器的患者需要定期复诊，检查外耳道情况。

- 定期检测，保养助听器。除了以上所说的一些外部原因，还有一些啸叫会在机身内部产生，例如，耳内机内部密封出现问题，元器件松动，导致一部分声音在机身内部直接传回麦克风；传统耳背机声管出现破损，声音还未及传入耳中就逃逸至空气之中等，这些问题都可以在定期的检测保养中得到解决。

52. 助听器该去哪里配?

要不要配助听器? 应该去哪里配助听器呢? 你们医院能不能配? 在日常工作中,我们经常会听到家长、家属或耳聋患者抛出这样的三连疑问。确实,随着听力学行业的不断发展,资本的不断涌入,大大小小的助听器店如雨后春笋,令大家陷入迷惘。解答这个问题,应考虑以下问题。

· 环境。一个良好的验配环境,会让人心情更加愉悦,听力师与患者在其中能更好地交流,描述自己的使用情况,相反一个局促的环境,只会想让人快些离开。助听器验配、调试,并非一项短时间就能完成的工作,与患者或其家属进行更深入的交流,更能挖掘出助听器日常使用中可能存在的问题。一个较为温馨的验配环境同时还能降低耳聋患儿的恐惧感,更容易拉近听力师与患儿之间的距离,以更好地完成后续的各项测试。

· 硬件设备。听力学检测种类繁多,相对也需要更多的测试仪器来完成对应的检查。如一台听性脑干诱发电位仪以完成客观测试(ABR、TB-ABR、ASSR等);一个标准声场,让患者能在其中完成多项主观测试(行为测试,言语测试等)。助听器保养维护、耳模制作设备也很重要,这些设备保证了患者助听器的正常使用,每次随访时能让机器处于一个更好的状态。真耳分析仪同样重要,通过合理的使用,能够使耳聋患者处于一个更好地聆听状态。

· 听力师团队。同样的使用者、同样的机器,在不同的听力师手中的调试结果可能千差万别。助听器只是一台机器,而一个优秀的听力师则是赋予它灵魂的人,优秀的调试能让患者听得更多、更真实、更好的声音;而不当的调试轻则无法发挥一台助听器的最大的价值,更甚者可能会起到反作用。同时听力师还承担着对于助听效果评估的重要职责,能否测得准确的结果,直接关系到调机是否能够准确的进行。另外患者们的专业知识相对薄弱，优秀的听力师能够通过家长、家属或患者本人对日常表现的描述，以及测试结果，给出指导性的使用、康复意见，使耳聋患者聆听能力进步更快。

时代变迁，双模干预、人工耳蜗干预越来越多，一个优秀的听力师团队，能够面面俱到，助听器、人工耳蜗的调试都能解决，让患者的双侧聆听效果更好。

- 配套售后服务。大家都知道，验配助听器并不是一个终点，而只是一个起点。助听器是电子产品，日常的保养维护，后续的维修，十分重要，好的维护能使机器处于高性能工作状态，更能使其使用寿命更长久；相反，则会时常出现故障，影响日常使用。对于儿童的助听器使用而言，更换耳模不可避免，能否准确地取好婴幼儿的耳印，制作舒适且不啸叫的耳模，非常重要。一个与助听器厂家对接良好的听力中心，能更快、更好地解决用户的问题。

- 病案管理。助听器使用周期长，完善的病案管理机制，可以完整的保留下患者使用助听器，包括各项评估结果、家长或患者的反馈情况、助听器产生的问题记录等。这更能帮助听力师了解患者的助听器使用轨迹，及时的发现问题，同时在需要调取某些评估结果时，能够及时地提供。

- 长效评估、多种干预手段。评估的手段多种多样，不同年龄段的耳聋患者有不同的评估方式，从行为观察测试、视觉强化测试、游戏测听，到各种不同的量表，只为通过更多的方法验证，以确保患者拥有一个较好的聆听能力。同时一旦出现突发情况（如大前庭导水管综合征引起听力下降），能够在第一时间发现并给予治疗。如果听力出现波动，无法恢复，原有的干预手段无法满足正常的聆听需求时，能进一步采取更加合适的干预手段（如植入人工耳蜗）。

以上我们罗列了六点，供大家作为参考指标，来选择合适的验配机构。

对于成年患者而言，选择则更加多变，因为此时的患者能直接试戴助听器,感受不同助听设备所带来的不同体验,故可以在以上提到的一些基础要求外,选择方便复诊的验配中心进行验配。

20世纪仿生学最成功的技术——人工耳蜗植入

53. 人工耳蜗是怎么一回事?

人工耳蜗是目前唯一能使重度或极重度感音神经性聋患者重新获得听力的植入性电子装置,它代替人耳的耳蜗功能,将声音变为电信号,通过植入电极直接刺激听神经,形成声音。通过人工耳蜗可以帮助患有重度、极重度耳聋的成人和儿童重建听的感觉,并经过训练,达到言语交流的目的,借此这些耳聋人士可以获得更多的受教育及就业机会,使他们重新回归主流社会。

人工耳蜗由体内部分和体外部分组成,体内部分由**植入电极和接受/**

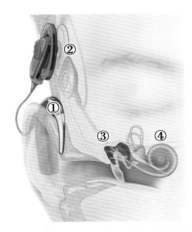

人工耳蜗工作原理示意图。①体外机;②体内机的
接受/刺激器部分;③体内机的电极部分;④耳蜗

刺激器组成；体外部分由**方向性麦克风**、**言语处理器**及**传送装置（头件线圈）**所组成。声音由麦克风接收后转换成电信号再经言语处理器处理编码后，并传送到植入体内的接收/刺激器，产生的电脉冲送至相应的电极，由取代耳蜗中病变毛细胞的电极直接电刺激听神经，从而刺激听神经纤维兴奋并将声音信息传入大脑，产生听觉。

人工耳蜗的耳内部分需要通过手术植入到头部的肌肉和颅骨之间。在手术前，医生要给患者进行详尽的听力学、医学和心理学评估，并给予必要的术前听力康复训练，这对于术后的调试及康复训练将有很大的帮助。

植入人工耳蜗后，并不能马上恢复听力，一般在植入术后1个月由听力师为患者开机。如果老年性聋患者术前听觉条件较好，可能在开机当天就能分辨出一部分言语声，但大多数患者听到的是不明白含义的嗡嗡、嗞嗞的声音。发生这种情况并不是手术失败，而是人体与新的听声方式需要有一段磨合重塑的时间。在之后的一段时间里，听力师会对患者进行随访调机，患者对声音的传输和感受也将趋于稳定，逐渐能够听清和听懂言语声。

54. 人工耳蜗与常规助听器有什么区别？

对于耳聋人群来说，助听器和人工耳蜗都是目前常见的听觉辅助装置，但是除了价格以外，助听器和人工耳蜗有什么区别呢？

我们从听觉系统工作原理说起。

我们能听到声音，是耳郭收集声音，经过外耳道，引起鼓膜和听骨链振动，由听骨链将振动传入耳蜗，耳蜗作为声音信号的接收器，在接收到声音后把声音信号转换为电信号，再由听神经将电信号传入"听觉司令部"（听觉中枢），使我们产生听觉。

在这个过程中，耳蜗起着非常重要的作用，"听觉司令部"不能直接"读懂"声音信号，只能接收电信号，而耳蜗是将声音信号转换为电信号的唯一装置。但是耳蜗又是比较精密的"设备",它将声音信号转为电信号时,对所接收声音信号的响度范围是有限制的,声音信号响度太低,它接收不到,反映为声音太轻,我们听不见;声音信号响度太高时,超过了耳蜗的转换极限,反映为声音太响,我们感受到的不再都是声音,而是还有疼痛不适。

对听觉系统的工作原理有了一定的知识背景后,就更容易理解助听器和人工耳蜗的工作原理了。对于感音神经性聋(比如老年性聋、噪声性聋等)人群而言,大部分是由于耳蜗功能下降,导致声电转换效率降低,接收外界原本正常大小的声音信号时,转换后自己感受到的声音变小了。这个时候,我们可以通过放大外界的声音,使耳蜗接收转换的声音信号重新恢复正常大小,随后便可正常进行声音信息的分析理解步骤了。

助听器就是一个放大声音信号的装置,它一般挂在耳郭上或放置在外耳道,将外界声音百分之百收集后,进行声学放大,声音还是得经过自然耳蜗进行声电转换,因此,使用助听器的前提是耳蜗功能还有一部分是可用的。另外,刚刚谈到耳蜗的声电转换存在一个声音响度极限,通过助听器放大的声音信号也不可以超过耳蜗所能接收的响度极限,否则戴上助听器之后,用户只能感觉到疼痛,并不能听清声音。

对于程度非常严重的耳聋人群而言,大部分是由于耳蜗的声电转换功能出现问题很严重了,基本上已经丧失了耳蜗的声电转换功能,这时我们可以使用人工耳蜗装置来替代耳蜗的转换功能。

人工耳蜗装置是设计精密的电子设备,它可以代替正常耳蜗的功能,将外界的声音信号直接经过电子设备转为电信号,通过电刺激听神经把声音信息向上传入"听觉司令部"。佩戴前,需要进行手术植入,将设备的电极部分精准地放置在耳蜗结构中,然后通过外部的处理器与植入体进行通信。外部的处理器收集声音信号后进行声学处理,通过通信设备(线圈)传入植入设备;由植入设备将声学信号进行声电转换,最终的电信号经过听神经传入"听觉司令部"。需要指出的是,由于存在技术瓶颈,人工耳蜗还无法将外界的声音信号百分之百的转换为电信号,在进行设计时，只能优先将声音信号中对言语识别和理解有帮助的成分保留下来并转为电信号，好在这些信号对于耳聋者来说，已经足够他们学习语言和交流说话。

由此，我们也能看到助听器和人工耳蜗的一些不同之处：对于助听器而言，声音信号只是经过物理压缩或者放大，声音的各成分仍然保存，进行声电转换的部位仍然是人的耳蜗；对于人工耳蜗而言，设备代替了人的耳蜗的声电转换的功能，将声音信号进行声电转换，并尽量保留对言语语言有帮助的部分，但是仍然滤除了部分声音信息。

总之，助听器是一种单纯声音放大装置（扩音器），可以将声音进行放大，使患者得到部分听力补偿。但是对重度或极重度感音神经性聋的患者来讲，还是没有明显的效果。这是因为助听器无法使病变受损的听觉器官重新恢复转换效率。而人工耳蜗可代替病变受损的听觉器官——耳蜗，将声音编码成电子信号，直接刺激听神经来产生听觉，所以人工耳蜗是这类患者重获听觉的最佳选择。

55. 哪些人适合进行人工耳蜗植入？

人工耳蜗适用人群包括以下几种。
- 年龄必须大于或等于12个月。
- 儿童学语前聋：即出生后或在学会讲话前就有的双耳重度或极重度感音神经性聋，这类患儿应尽早植入人工耳蜗，以免错过最佳语言发育期，4岁前植入效果非常理想，8岁以后植入效果较差。
- 青少年或成人学语后聋：即在学会讲话后发生的重度或极重度感音神经性聋、佩戴最合适助听器情况下言语交流仍困难的患者，这类患者在任何年龄均可植入，但手术效果与耳聋时间有关，故应在达到重度耳聋后尽早植入效果理想。老年性聋就属于成人语后聋，因此老年性聋如果程度很重了，使用助听器效果很差甚至无效的情况下，适合进行人工耳蜗植入。

56. 人工耳蜗植入手术前要做哪些准备工作?

目前人工耳蜗已成为治疗儿童,以及成人重度聋至极重度聋患者的常规方法。为了让人工耳蜗得到更好的应用,正确的术前评估非常重要,是医生判断耳聋患者是否适合进行人工耳蜗植入干预的必须过程。总体来说,人工耳蜗植入手术前要做以下四个方面的评估准备工作:① 听觉能力评估;② 言语能力评估;③ 影像学评估与耳聋基因检查;④ 智力及学习能力评估。下面我们做一简单介绍。

- 听觉能力评估。人工耳蜗植入是针对重度以上感音神经性聋患者进行听觉干预的一种方法,所以首要的是进行听力学评估,了解患者耳聋程度、性质、对言语能力的影响程度等方面,具体包括行为听力测试、电生理听力测试(声导抗、听性脑干反应、耳声发射、多频稳态诱发电位)、助听器效果评估(采用助听后言语识别率测试,对于不能配合言语测听者可以借助林氏六音察知测试、听觉行为分级问卷、听觉整合问卷等主观量表评估)。

- 言语能力评估。言语评估是用言语信号作为刺激来评价言语觉察阈和言语识别率的听力学检查。与其他听功能检查相比,言语测听反映患者日常生活交流言语信息的获得障碍,在临床实践中更有实际意义和诊断价值,具体包括言语识别率测试、言语可懂度测试等。

- 影像学检查与耳聋基因检查。其中影像学评估是患者术前检查的一项重要内容,对耳蜗发育和结构进行计算机断层扫描术(CT)或磁共振成像(MRI),了解耳蜗结构发育的完整性,以及有无畸形,为选择合适手术方案或哪侧进行手术提供依据。

- 智力及学习能力评估。智力及学习能力会影响耳聋患者听力干预后听觉与语言能力的恢复进程,尤其对于儿童耳聋患者来说,更为必要。因此需要对患者的智力与学习能力进行评估,以了解其心智发育情况、有无心理障碍和行为异常。具体包括hiskey-nebraska学习能力测试评分、Griffith精神发育测试评分，以及排除自闭症、孤独症等精神行为异常的测试。

以上各项检查或测试，均为目前患者植入人工耳蜗前需要进行评估的主要内容。通过上面的讲解，相信大家对在植入人工耳蜗之前需要做哪些检查有了清晰的了解。当然，对所有检查项目的结果解读和综合评估是决定患者最终是否能够进行人工耳蜗植入干预的关键。对于适合植入人工耳蜗的患者们来说，建立正确适当的期望值，以及提供足够的听觉训练康复对于患者术后的听觉发育和重建尤为重要。

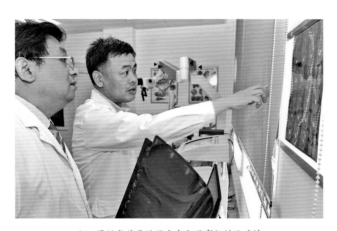

人工耳蜗术前吴皓医生在和同事们讨论病情

57. 人工耳蜗手术是如何进行的？

人工耳蜗植入手术需在耳后作一切口，在显微镜下打开称之为乳突的含有气房的骨头，在耳蜗上做一极小开口，将植入体的电极束由此尽可能深地插入耳蜗，治疗结束后不会留下明显的瘢痕，整个手术时间约需2小时，极少患者在手术后的一段时间内有眩晕感，但一般于一周内可自然缓解。大多数患者在此之后能够恢复工作或学习。术后一周以后切口可以接触水，4周内暂时避免剧烈运动。植入体发生故障而需要被重新放置的概率非常小。

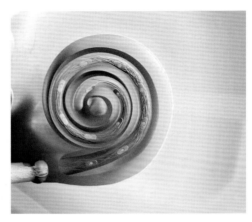

人工耳蜗电极植入耳蜗内模拟图

通过医学研究和调查发现：耳聋的时间越短，人工耳蜗植入后的效果越好。这是因为如果耳聋时间长，听神经一直得不到声音信号的刺激，语言功能会退化。另外，更重要的是，对学语前聋的儿童来讲，在4岁以前处于言语形成的黄金时期，所以植入越早对孩子的语言学习越有好处。年龄偏大的孩子做手术，由于错过最佳时期，效果会差一些。目前普遍认为人工耳蜗植入的最小年龄为6～12个月。

58. 人工耳蜗植入手术是"开颅"手术吗？

前面我们已经说过，人工耳蜗包括体外言语处理器和体内植入体两部分，体外的言语处理器不需要任何手术过程就能使用，需要手术的部分是将人工耳蜗的植入体部分放进我们的体内，具体位置是在植入耳的偏后上方一点的颅骨表面。这个手术的切口虽然是在我们的脑袋上，但完全不是开颅手术，手术整个过程并不进入颅内，"开颅"这件事完全是人们的误解。

人工耳蜗的植入手术一种微创手术，主要在耳后的**乳突**区域（摸摸耳郭后面那个比较硬的骨头区域，就是乳突）的头皮下及颅骨表面进行，目的是将刺激电极植入到耳蜗内。手术会磨除乳突的一小部分骨质，深入到耳蜗底转区域，在这里的特定部位开个小洞，将电极缓缓插入。虽然和大脑离得很近，但是它们之间还是隔着厚厚的骨质的。在乳突手术切口的后方，有时还会在颅骨表面磨出一个小凹槽，以便放置体内植入体的主体部分。同样，这个步骤也并不需要"开颅"。手术整个过程大概1个小时，双侧植入时间略长一些，出血量非常小，一般不超过7～8毫升，总体来说，只是一个很精细的耳外科手术。

如果需要更换体内植入部分，需要再次进行手术，那也和前面所述的手术过程基本一致，完全谈不上"开颅"。

因此，人工耳蜗植入手术完全不涉及开颅手术的问题！

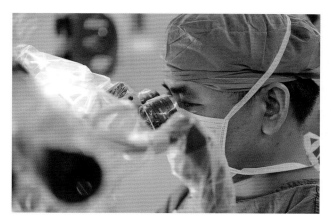

吴皓医生进行人工耳蜗植入手术

59. 哪些因素会影响人工耳蜗的使用效果？

从临床上来看，有很多的因素会影响人工耳蜗的使用效果。我个人把它分为内在因素和外在因素两大类。所谓内在因素也就是植入者的个体因素,而外在因素包括医疗因素、康复因素、是否采用了双耳聆听干预技术,以及产品的技术进步等因素。

植入者的个体因素是影响人工耳蜗术后效果的最主要因素,首先,植入的年龄或者说耳聋持续的时间是公认的影响植入后效果的一大因素,因此无论学语前聋或是学语后聋均是越早植入效果越好。其次,个体因素中还有一个很重要的影响因素就是植入者的听觉通路上结构是否正常:一个影像学上内耳严重畸形,或者听神经发育不良的植入者,与内耳影像学结构上正常、听神经发育良好的植入者相比,一定是有解剖结构异常的使用者的效果要差很多。再次,第三个个体因素是和植入者他本身是否伴有其他并发症有关系。如是否伴有智力障碍,是否伴有进展性的代谢性脑病等,这些都会影响术后的使用效果。另外,植入者本身对人工耳蜗是否有正确的认识和期望值,是否有重新恢复听力的强烈渴望也对植入后效果有影响。

影响人工耳蜗植入效果的外在因素从医疗因素上来看,这里面又包含手术医生是否使用了保存内耳精细结构的植入技术有关系,也和手术以后听力师的调机调试技术有关系。从康复因素上来说,和家长是否积极主动地参与了康复过程有关系;也和康复老师是否制定了合理的康复计划,并且管理、监督好这个康复计划使之顺利实施有关系;也还和术后听力师对耳蜗植入使用者的听觉状况的随访、评估、监测、调整,使人工耳蜗使用者一直维持良好的听觉状态有关系。还有一个外在因素,就是和人工耳蜗植入者是否采用了双耳聆听技术有较大关系。在人工耳蜗植入以后采用了双模干预或是双侧植入双耳聆听的干预方式,那么对使用效果也有很明显的影响:我们都知道,双耳聆听肯定比单耳聆听的效果要好很多。另外一个外在因素,是和人工耳蜗植入系统是否采用了更先进的技术有关,例如,是否采用了更先进的声音信号的提取技术,是否采用了更先进的言语编码策略,是否使用了更先进电极制作材料和工艺等都有关系。因此,综上所述,我们知道影响人工耳蜗植入后的使用效果的因素是多方面的。

60. 人工耳蜗手术后马上就可以听懂声音吗?

人工耳蜗植入术完成后并不意味着直接能听到声音和开口说话,还需要植入手术后1个月左右的时间进行开机调试,才能听到声音。听到声音以后,也并不意味着就立刻能够听懂声音,后续还需要经过专业人员的一系列调试,同时加以科学的听觉言语康复训练,才能达到理想的效果。

开机之后,植入者就可以听见周围环境的声音。可能有些患者家属就会问:"那为什么拍手有反应,叫他(植入者)名字却没有什么反应呢?"这就涉及"听见"与"听懂"两个不同的概念了。听见是你能听到声音,但是你不一定知道是什么;听懂是你不仅感知到声音了,还明白了这声音有什么意义。刚开机的植入者由于之前听力损失太严重,基本没怎么听到过声音,所以他根本不明白这些声音于他而言有什么特别的意义,只是感觉到开机与不开机的不同。

家长们或者植入者对此也不要担心,植入者很快就能适应这种听声反应,表现会越来越好。

耳聋儿童的听觉言语发育轨迹与正常听力儿童是一样的,由于宝宝人工耳蜗开机前缺乏充足的听觉刺激暴露,从开机起,宝宝的学语前期才真正开始,也就是说开机时宝宝的听觉年龄为0岁。那么理论上来说,宝宝差不多开机后1年才会慢慢开始说话。考虑开机时候宝宝的年龄不同,其他各方面发育情况不同,具体开口说话的时间也不同,一般在开机后8个月到1年半之间,对于一些存在特殊情况的宝宝,开口说话的时间有可能更长。

而已经有言语能力的学语后聋患者也至少需要3~6个月的时间,才能逐渐恢复对以前语言信息的记忆,比较好的理解语言。

家长们或者植入者本人在开机前应对这些内容要有所了解,这样才能对开机反应,以及耳蜗效果有正确的期望值。

61. 宝宝植入人工耳蜗后，开机时会有哪些反应？

　　人工耳蜗术后开机时宝宝的反应，个体差异性比较大，与宝宝的性格、智力发育情况，开机时候的状态，术前有无聆听经验（如有无助听器佩戴史），听神经发育情况，开机参数设置等都有关。

　　性格比较活泼大胆的宝宝，开机时候的反应可能表现为一给可察觉的声刺激就微笑、抬头看医生或家长、突然扭头等行为，正在玩玩具的宝宝会出现瞬时的动作停止、抬眉、抬眼、眨眼等一些比较细微的动作。性格比较内向胆小的宝宝，可能一给声就哇哇大哭、转头去抱爸爸妈妈、伸手去抓耳蜗等一些比较剧烈的反应。耐受力比较强的宝宝开机反应可能不是很明显。开机时如果宝宝的精神状态较佳，一般反应也比较明显；如果宝宝处于困顿、瞌睡、闹脾气、烦躁等状态下，那就比较难观察到宝宝开机的反应。术前佩戴过助听器的宝宝一般比未戴过助听器的宝宝开机反应更"淡定"些。耳蜗结构和听神经发育正常的宝宝一般开机反应都比较明显；相对而言耳蜗存在结构异常或听神经发育不良的情况下，开机反应一般都会比较

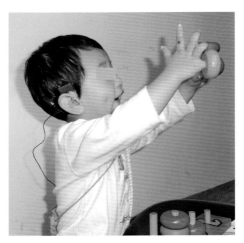

人工耳蜗植入开机后，小朋友听到声音在欢呼

差,甚至无明显反应,并且内耳畸形越严重则开机反应越难以观察到。

有些医生为了让家长看到宝宝有很好的听声反应,开机时参数设置会比较高,一给声宝宝的反应就很明显。也有一些比较有经验的医生,开机时参数设置的比较保守,这是考虑到如果一开始参数设置的就比较高,有些宝宝会对突然的大声感到害怕而反应剧烈,甚至会对人工耳蜗产生抗拒的心理,再让宝宝去接受佩戴耳蜗的言语处理器会比较困难,所以这种情况下现场观察到的宝宝的听声反应会比较弱些。

62. 人工耳蜗开机调机是怎么一回事?

人工耳蜗已成为听觉言语康复的重要手段之一,要想获得良好的听觉能力,手术植入体内设备只是一部分工作。在手术完成以后,还需要听力师进行开机调试,设置人工耳蜗系统工作的各项最佳参数和程序,才能充分发挥人工耳蜗的重建听力的作用。因此调机成了术后达到理想康复效果的最关键的环节之一。调机它是一个不断捕捉患者听觉敏感点的过程,通过程序的调整能使患者敏感地感知声音,从而最大限度地改善接收到的声音信号的清晰度。一般来讲,要使小儿的听觉言语能力获得初步成效至少需要6个月时间,而已经有言语能力的学语后聋患者也至少需要3个月的时间,才能比较好的理解语言。

调机(mapping)通常分为开机(switch on/activation)和随访调机(follow-up mapping)两种情形。开机的主要目的是激活人工耳蜗系统,保证患者在安全并可接受的刺激水平下重新建立听觉。后续的随访调机的意义是通过调整人工耳蜗系统,使得调图(map)即电刺激的范围与人工耳蜗系统使用者的自身听觉的动态范围得到最接近的映射,并在使用者逐步适应之后获得最优的听觉补偿。开机与调机的工作流程大致相同,主要区别在于开机时人工耳蜗系统尚未被激活,需要建立新的使用者数据;而随访调机通常都是基于开机或前一次调机的数据,根据使用者的反馈进一步修改调整。

63. 人工耳蜗需要经常调机吗？

人工耳蜗调机的重要性前已述及，开机后，患者需进行定期调机。一般随访调机时间（以开机时间为准）通常在开机后的1个月、3个月、6个月及12个月进行，之后建议使用者每年调机一次，或根据使用情况的需要随时调机（每位患者具体调机时间会根据其自身康复情况等多方面结果综合判断，进行调整，稳定之后差不多一年调机一次即可，有特殊情况的也可以根据需要调机）。

每次调机的时候还需要同时进行康复效果评估，包括手术相关情况评估、听觉效果、言语康复效果、使用情况、患者及其家属满意度、患者自主整体感觉等；分析各项结果，讨论制定下一步调机及康复方案，根据患者当前恢复情况，给予下一步家庭康复指导。

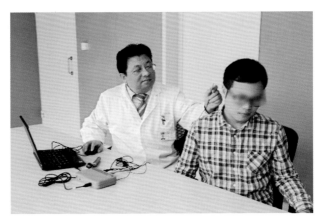

人工耳蜗调机过程中

64. 植入人工耳蜗后日常生活中有哪些注意事项？

随着人工耳蜗使用者越来越多，在日常生活或工作中会遇到一些需要注意的安全使用人工耳蜗的事项。

每一位人工耳蜗使用者应该仔细阅读厂商所提供的使用说明书，而人工耳蜗的临床医生也要针对人工耳蜗的生活环境提供一些建议。只要注意一些预防措施，大多数的人工耳蜗使用者是可以跟一般人生活无异。

许多人工耳蜗使用者已经对日常生活中使用人工耳蜗的注意事项有所了解，但这里我们还需要再次强调以下注意事项。

- 电磁干扰。人工耳蜗使用者在经过一些仪器设备时会有干扰现象，这是暂时性的现象，不会造成人工耳蜗的损坏或是伤害到使用者的耳朵，对此不必过度担忧。如在高压电线下或是电视台/无线电发射台附近，这些情况下不会造成人工耳蜗的损坏，但偶尔有极少见的情况会造成机器不能正常使用。
- 静电问题。很多使用人工耳蜗过程中出现的问题，其中一大部分来自静电的干扰。静电干扰主要造成以下两个故障：一是言语处理器中的程序丢失，最常发生，但也容易恢复，可以直接前往医疗机构重新输入程序；二是很少发生，一旦发生，其后果严重，造成植入体的损坏，有少数报告显示儿童玩塑料滑梯而导致人工耳蜗系统出现故障。

65. 植入人工耳蜗后日常生活中如何避免静电干扰？

静电现象时常出现在我们周围，以下情况需要采取一些预防措施以降低静电干扰。

- 儿童塑料制品玩具游乐场。例如，塑料制滑梯、爬行隧道、彩球池、小型城堡等。当人工耳蜗使用儿童要进入游乐场玩耍前应为其取下言语处理器，仅仅关机是不够的，还是存在被静电破坏处理器内部程序的可能性。
- 上课。人工耳蜗使用者正常上课没有任何问题，但一些特殊的实验课如物理实验课进行有关静电实验的时候，需要取下处理器的全部装备。

- 服装穿着。人工耳蜗使用者的日常服装穿着以全棉衣服为最佳，可以减少衣服之间因摩擦而产生高压静电。请注意并记住以下建议：衣服穿好后再将言语处理器开机，而脱衣前先将言语处理器取下。

- 烫发。平板烫或离子烫是使用外加电压电流产生热源，不建议在植入人工耳蜗的使用者身上使用。

- 下车。从车里出来时，为了避免静电对处理器的冲击，在下车的时候，人工耳蜗使用者应该保持手握着车门直到脚踏出地面才松开手；年幼的小孩则由家长或陪同者的帮助下以同样的方式从车内走出。这一点在冬季要特别注意。

- 触摸言语处理器。在冬季和干燥的季节里，人的身体可能发生自然累积高压静电现象，当拿取处理器的时候导致放电。预防该事件发生可以采取以下方法：当拿取自己或他人的处理器时，先碰触他人的身体或接地的金属物件（降低静电累积程度）。

- 电视屏幕与计算机屏幕。老式的荧光屏有静电累积，不建议人工耳蜗的使用者直接接触屏幕。新式的液晶屏一般都不会有静电问题。

- 玩气球。人工耳蜗使用者应避免去摩擦气球等橡胶制品，以免造成静电反应致处理器程序丢失。

- 雷雨天气。如果人工耳蜗使用者在户外雷雨区时，请远离金属设施，并将言语处理器取下保护好。如果人工耳蜗使用儿童在雷雨天的时候，因打雷的巨大声响而出现不舒适现象，建议取下言语处理器。

66. 植入人工耳蜗后过安检系统会损害机器吗？

最常见的安检系统是商业系统在出入口处安装的检测系统，一般不会对人工耳蜗机器造成伤害，偶尔有些使用者通过这种安检系统时会引发系统报警,因此建议最好随身携带植入人工耳蜗装置的医学证明。

机场的安检措施如金属检查门使用磁感应方式,有可能会造成言语处理器内程序丢失,如果经过这类系统最好将机器关机。另外植入体有可能启动金属检查仪报警,因此人工耳蜗使用者可以要求以手持式金属检查仪进行检查。当言语处理器在关机状态下经过X光检查仪是不会造成任何损害的。若人工耳蜗使用者所在的机场有专门的残障人士通道,建议人工耳蜗使用者由此通道通关安检。最后再次提醒:应带着人工耳蜗使用者植入人工耳蜗的医学证明与使用说明书。

67. 植入人工耳蜗后可以进行体育活动吗?

对体育运动大家普遍都有一定的安全认识,但是针对人工耳蜗使用者的特殊生理情况而言,仍有一些事项需要注意。

- 非身体接触性运动。例如,乒乓球、羽毛球、网球、跳绳、慢跑、滚铁环等一般均是安全的活动,但有些特殊情况可能会导致其他的意外需要引起注意,如垂钓时要当心言语处理器不慎掉入水中。另外,人工耳蜗使用者从事这类运动,耳配机最好使用处理器套防护,并且使用头部绑带增加稳固性;如果是体配机最好将长线与语言处理器藏置于衣物下,并用包袋妥善地包装处理器。如此可以避免处理器受到撞击、汗水污损,以及泥沙堵塞等污染。

- 身体接触性运动。例如,足球、篮球、手球等,一般不建议人工耳蜗植入者进行该类运动。但在某些非正式的低对抗强度的业余球类活动中,人工耳蜗使用者如果一定要参加该类运动,最好将外部的言语处理器取下,头部植入体部位以安全绑带固定以策安全。更为激烈的肢体对抗运动例如,拳击、跆拳道、摔跤等,人工耳蜗使用者应避免参与这类运动,因为重击或挤压头部的伤害行为基本无法避免,非常容易出现植入体区域外伤。

- 需佩戴安全头盔等保护器具的运动。例如，自行车、骑马、卡丁车等，这些运动人工耳蜗使用者都可以参与，但最好戴上正规合格的头盔等保护器具，降低人工耳蜗植入体区域遭受碰撞挤压而受伤的风险。

- 水上运动。例如，游泳、潜水、漂流、划船，以及其他水上运动。只要人工耳蜗使用者取下体外机（语言处理器），大部分水上运动都可以进行。潜水所用的蛙镜头套部分要注意不要压迫到植入体区域（受力点不要在此区域，其他安全头盔也需注意这个问题），以作安全考虑，避免因过于紧绷受力而产生不良后果。其他如驾船、赛艇和划船比赛等也要配备安全头盔，以策安全。不论浮潜或深潜都有一定的风险性，因为水压及潜水所需的重装备都极有可能对使用者造成伤害，所以预先告知人工耳蜗使用者这些信息是必要的。另外，特别提醒的是，有些人工耳蜗使用者有平衡功能障碍，在深海潜水活动中绝不可以单独贸然下水，因为这些人工耳蜗使用者在潜水时，可能会出现方向感与空间感错乱，在水下迷失方向，所以必须要有专业人员带领下潜水。

- 个人竞技项目。例如，体操、武术等。人工耳蜗使用者参与这类体育项目应当小心谨慎，应该戴上头盔等保护器具，以策安全。再次提醒，此时，仍需要拿下外部言语处理器及配线。

68. 已经有了人工耳蜗植入的办法，为什么还会有人工听觉脑干植入？

人工听觉脑干植入（auditory brainstem implant，ABI），顾名思义指植入"脑干听觉区"（耳蜗核）的人工听觉装置，与植入"内耳"（耳蜗）的人工耳蜗（cochlear implant，CI）植入部位完全不同，因此两者适应证也不同。ABI 主要适用于耳蜗严重畸形或严重骨化、听神经严重发育不良或严重受损，无法植入 CI 或植入 CI 无效的极重度耳聋病例。CI 主要适用

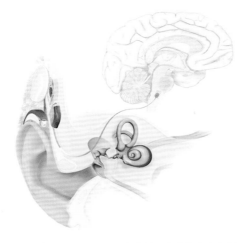

人工听觉脑干植入示意图。电极植入位置在脑干的耳蜗
神经核区,与人工耳蜗电极植入位置不同

于耳蜗病变为主,前提条件是耳蜗有足够容纳"电极"的空间,同时听神经发育较好和听神经通路要完整的病例。

ABI与CI工作原理相似,都是将外界声音转化为一定编码形式的电脉冲,由植入体内的电极发出电脉冲刺激神经而产生听觉;但不同点在于CI是由植入耳蜗内的电极发出电信号刺激蜗神经,ABI是由植入脑干耳蜗核的电极发出电信号刺激位于脑干区域的初级听觉中枢耳蜗核而产生听觉。

众所周知,CI是重度和极重度感音神经性聋最有效的治疗办法,CI取得的听觉重建效果也是世界瞩目。但CI不能解决临床上所有极重度感音神经性聋,如Michel畸形和耳蜗未发育畸形因为耳蜗根本没有发育出来,或者存在内听道严重狭窄或闭锁、骨性蜗神经管严重狭窄或闭锁等听神经未发育或严重发育不良者可能植入CI也会无效,耳蜗严重骨化者可能没有植入电极的"空间",听神经瘤可能已破坏蜗神经或听神经瘤切除术已切断蜗听神经,外伤等内听道骨折可能已经断裂蜗神经,都是临床CI的禁忌证。临床上统计大约有10%的极重度耳聋患者因为无耳蜗或耳蜗后病变所导致无法通过植入CI获益,需要绕过受损的耳蜗和蜗神经在上级神经元即听觉脑干区进行听力重建,这即ABI设计研发的由来。ABI是听觉康复事业的最后"一公里",目前也只有ABI才能解决上述无法从CI获益患者的听力问题。

耳聋的遗传咨询

69. 遗传性聋原因是什么?

遗传性聋是指由于基因和染色体异常所致的耳聋,是由父母的遗传物质发生了改变传给后代而引起的耳聋,并且在于孙后代中以一定数量出现。在每1 000个新生儿中就有1 ~ 3个患有先天性耳聋,其中60%以上是由遗传因素引起的。遗传性聋分为**综合征性聋**及**非综合征性聋**两大类。前者指除了耳聋以外,同时存在身体其他部位的病变,如皮肤、肾脏、眼部、消化及骨骼系统等,占遗传性聋约30%;非综合征性聋患者只出现耳聋的症状,在遗传性聋中占70%。目前明确导致耳聋的基因超过140种,其中最常见的三大基因是: *GJB2*基因、*SLC26A4*基因和线粒体*12S rRNA*基因。

在先天性耳聋患者中遗传因素约占60%,在所有耳聋患者中,遗传性聋约占50%。目前,耳聋的遗传学诊断已经渐渐成为在临床上对耳聋患者的常规检查,与听力学、影像学诊断同样重要;从某种程度上说,遗传学诊断的意义超越了前两者,因为它不仅仅针对患者本人,更是让整个家庭都能从中获益。

然而,越来越多的专家认为,耳聋很可能是由基因-环境相互作用导致。曾经人们认为遗传性聋是经典的单基因遗传病,即受一对等位基因控制的遗传病,也就是说遗传性聋是由某一对等位基因突变导致的。但近年来科学家发现,耳聋往往是遗传和环境因素、基因与基因之间相互作用的结果。这体现在以下几个方面。

- 以药物性聋为例,往往是遗传因素(线粒体基因突变)与环境因素(氨基糖苷类药物)相互作用导致的。
- 遗传性聋并不仅仅只是单基因遗传病,也存在着多基因遗传性聋,这往往与环境因素造成的耳聋不易区分。
- 遗传性聋并不一定都是先天性耳聋,有不少遗传性聋是后天发生的,有的甚至到中年才发病,称为"迟发性耳聋";其中环境因素对发病时间、耳聋程度都有着重要的影响。

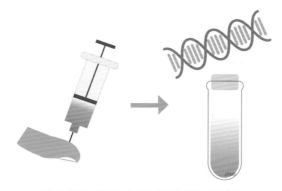

耳聋的遗传学检查已成为临床上常规诊断内容之一

70. 父母都听力正常,小孩一定听力正常吗?

看着宝宝听力损失的诊断报告,家长常常会问医生:"我们家里几代人都没有耳聋,宝宝怎么会出现耳聋呢?"父母都听力正常小孩一定听力正常吗?答案是否定的。小孩的听力问题仍然可能由遗传或环境因素导致。

众所周知,人体的体细胞内有23对染色体。包括22对常染色体和一对性染色体。这些染色体中存在有成对的基因(其中一条来自父亲,另一条来自母亲),这种位于一对染色体的相同位置上,控制某一性状的基因称为"等位基因"。在先天性耳聋患者中遗传性聋占60%以上。遗传性聋的遗传方式包括常染色体显性、隐性、性连锁遗传,也包括线粒体母系遗传等,其中最常见的遗传模式为**常染色体隐性遗传**模式。当其中一个等位基因发生致病变化而另一个正常时,由于有一个正常的等位基因起作用,该个体是不会表现出疾病状态,称为听力正常的携带者。因此,我们经常可以看到,当父母两人及其家族成员是携带者(即仅携带一个致聋突变)时,他们是不会表现出耳聋的症状,而当父母(均为听力正常的携带者)相结合,其所生育的孩子就会有1/4(25%)的概率是聋儿。在我国汉族人群中,最常见的导致常染色体隐性遗传的耳聋基因是:*GJB2*基因和*SLC26A4*基因。另外,父母听力正常,也不是耳聋致病基因的携带者,小孩仍然有因为环境因素致聋的可能性,如先天性感染、发育、药物等因素。

综上所述,父母都听力正常,小孩不一定听力正常。

71. 父母都耳聋,小孩一定耳聋吗?

我们知道父母都听力正常,小孩不一定听力正常。那么问题又来了,父母都耳聋,小孩一定耳聋吗?其实也不一定的。一对聋哑夫妻,也是可能生育听力正常的小孩,需要根据夫妻双方不同的耳聋病因具体分析,通常的情况有以下几种。

- 情况一:夫妻双方是由不同耳聋基因导致的耳聋,且不是同种耳聋基因的携带者。例如,丈夫是由 *GJB2* 基因导致的耳聋,妻子是由 *SLC26A4* 基因导致的耳聋,通过其他已知耳聋基因的排查,他们不携带同一种基因的突变,那么他们的小孩多数情况下是听力正常的。

- 情况二:夫妻双方是由环境因素导致的耳聋,那么他们的小孩也很有可能是听力正常的。其中药物是重要的致聋环境因素,但需要结合个体的遗传易感性来综合判断。例如,小王今年28岁了,是聋哑人士,其母亲自诉:小王在1岁的时候因为发热注射了庆大霉素(最常见的致聋药物),导致了耳聋且不会说话,家里没有其他人耳聋。那么小王到底算不算环境因素导致的耳聋呢?答案是:不一定!其中,用药时间很关键,如果小王在4岁时用了庆大霉素,当时他已经会说话,而且言语能力跟其他听力正常的小孩差不多,那倾向于药物致聋。而在这个案例中,小王在1岁时用药,无法判断他在用药前的听力情况,尤其在全国新生儿听力筛查工作开展以前,在1岁以前发现先天性耳聋是非常困难的。耳聋是否是环境因素导致的,尤其是药物,需要结合个体的遗传易感性检测综合判断,需要咨询有遗传分析经验的耳科专家。

- 情况三:夫妻一方是由环境因素致聋,另一方由遗传因素致聋。例如,小张因为环境因素致聋,他太太因为 *GJB2* 基因致聋,这时候需

要对小张进行 *GJB2* 基因检测，明确他是否携带 *GJB2* 基因的致病突变。如果小张 *GJB2* 基因结果正常，那么他们的孩子大多数情况下听力正常，但是会携带一条致病的 *GJB2* 基因，这条基因是从妈妈那里遗传来的。

- 情况四：夫妻双方的致聋原因均不明确。在已经对双方进行全面基因诊断的情况下，没有找到明确的致病基因，也没有明确的环境因素。这种情况无法判断他们的孩子出现耳聋的概率，但也很有可能生育正常听力的小孩。

72. 头胎耳聋，想生二胎怎么办？

正常听力的父母生育了第一个耳聋孩子，想要生二胎究竟应该怎么办？随着三胎政策的开放，这种情况也越来越常见，因为父母都希望二胎生个听力健康的宝宝。

首先，要对头胎耳聋的孩子进行全面的遗传诊断。何为全面呢？目前临床应用的耳聋基因筛查和诊断相关的产品和试剂盒中，有的仅检测三大常见基因（*GJB2* 基因、*SLC26A4* 基因和线粒体 12S rRNA 基因）；有的仅检测几个热点突变，即在中国人群中比较常见的突变点。这些对于耳聋患者往往是不够的，需要根据患儿的听力检查、影像学检查和家族史特征选择全面的基因诊断方法，如靶向二代测序，就是把所有耳聋基因的所有位点都进行检测从而找到明确的遗传病因。

其次，如果通过全面的基因诊断找到了头胎孩子的遗传病因，那么可以针对这个基因进行检测。可以选择怀孕后羊水穿刺来判断二胎是否存在相同的遗传突变，或者在怀孕前进行胚胎植入前诊断，挑选不含该突变的胚胎进行人工受孕，从而最大可能避免二胎出现耳聋。这里要指出的是，通过这种方法仅能避免二胎由该基因导致的耳聋，不能100%保证不出现耳聋，因为仍然存在其他不明遗传因素或者环境因素致聋的可能性。

最后，需要指出的是，无论羊水穿刺和胚胎植入前诊断的结果如何，家长通过充分的遗传咨询后,对于二胎的选择都要谨慎考虑。万一二胎出现耳聋也是可以通过听力重建,例如,助听器验配和人工耳蜗植入等方式来使他们重回有声世界,回归主流社会。

73. 听力正常的育龄妇女耳聋基因筛查阳性,能通过什么方法干预,最终生个健康宝宝?

对听力正常的育龄妇女进行耳聋基因筛查,查出来有问题通常分两种情况。

- 第一种情况,发现该妇女是**常染色体隐性遗传性聋基因的携带者**,那么要明确她的另一半是否同样也携带同种基因的致病突变。如果其丈夫恰好也是携带者,就需要建议夫妻俩通过羊水穿刺或胚胎植入前诊断来避免宝宝因为该基因出现耳聋。
- 第二种情况,发现该妇女**携带了线粒体 12S rRNA 基因致病突变**。该突变携带者有两大特点,其一是携带者需要终身避免使用氨基糖苷类抗生素,否则极有可能出现严重的耳聋;其二是该遗传模式有母系遗传的特点,即该妇女、母亲、外祖母、兄弟姐妹(同母同父或同母异父),母亲和外祖母的兄弟姐妹,包括该妇女以后的孩子都携带该突变,因此她的这些家庭成员都要终身避免使用氨基糖苷类抗生素。

74. 为什么有人被"一针致聋"?

前面提到了线粒体 *12S rRNA* 基因致病突变携带者(包括 *A1555G* 和 *C1494T* 突变)是药物性聋易感体,主要是因为该突变可以增加耳蜗对氨基糖苷类药物的敏感性。因此对于携带者而言,即使目前听力正常,在未知该突变携带的情况下使用了氨基糖苷类药物就会导致"一针致聋"。反言之,如果携带者终身避免接触该类药物,就可以避免药物性聋的发生。另外,线粒体基因遗传模式为**母系遗传**,即由母亲传给她的所有后代,因此发现1个线粒体基因的携带者,他的背后整个家族内大概有10个家庭成员都携带有该突变,这些家庭成员都要终身避免使用氨基糖苷类抗生素。

75. 出生时听力正常,听力就一定不会有问题吗?什么是迟发性耳聋?

全球平均每2分钟诞生1名聋儿,每10秒就出现1名聋人。早期发现听力障碍在防止聋哑和避免言语发育障碍中有着举足轻重的作用,新生儿听力筛查是早期发现听力障碍的有效办法,可避免先天性耳聋的儿童因聋致哑。然而,新生儿听力筛查近二十年的实践经验证明:听力筛查只能发现耳聋患者,不能明确耳聋病因,也不能早期发现"儿童迟发性耳聋"。后者是指出生时听力正常,在生长发育过程中出现的永久性听力下降。研究发现,并非所有的儿童期耳聋都发生于新生儿期,永久性感音神经性聋的发病率在新生儿期、儿童期(5岁)和青少年期分别为1.9‰、2.7‰和3.5‰,呈逐渐上升趋势。

新生儿听力筛查通常采用听觉电生理(耳声发射或自动听性脑干诱发电位)方法判断受试者是否存在听力下降。对于出生时听力正常的新生儿,目前两种听力筛查方法尚无有效的电生理学指标可以预警或提示"儿童迟发性耳聋"。迟发性耳聋通常发病较隐匿,不易被常规听力筛查和体检发现,导致儿童言语发育障碍,给家庭带来极大困扰的同时也给社会带来沉重的负担。针对迟发性耳聋早期诊断困难这一瓶颈问题,需要通过建立大规模的迟发性耳聋队列明确其主要的易感因素,为早期诊断和干预奠定良好的基础和依据。

76. 怎样及早发现迟发性耳聋?与*V37I*基因有关吗?

世界儿童听力研究的权威机构之一美国婴幼儿听力联合会(Joint

Committee on Infant Hearing, JCIH) 于2007年推荐了儿童迟发性耳聋患儿的高危因素, 用于对可能发生儿童迟发性耳聋的患儿进行早期预警, 其中包括宫内感染、高胆红素血症、耳聋家族史、头部外伤史、新生儿重症监护治疗史等。一项对学龄前儿童进行大规模听力筛查和流行病学调查发现仅37.5%的儿童迟发性耳聋患儿具备JCIH推荐的高危因素。这说明高危因素筛查效率低, 实际临床应用性效果差, 不适合作为儿童迟发性耳聋早期预警的方法。

迟发性耳聋的原因众多, 除了噪声、药物等环境因素外, 遗传因素是导致迟发性耳聋主要病因。在一项结合新生儿听力筛查、儿童迟发性耳聋诊断和基因突变关联性的研究中发现: *GJB2*基因*p.V37I*突变与中国儿童迟发性耳聋具有高度相关性, 是重要的遗传易感性突变; 每5个儿童迟发性耳聋病例中至少有1个是由于*GJB2*基因*p.V37I*突变导致。另外, *GJB2*基因*p.V37I*突变在汉族人群中的携带率高达6%, 按此数据计算, 全国共有400万个*p.V37I*突变纯合者, 他们都是迟发性耳聋的易感个体。因此, 专家提出"新生儿听力-基因联合筛查"作为新生儿听力筛查的一项重要补充, 即在新生儿听力筛查的同时进行迟发性耳聋易感突变筛查, 就能早期发现儿童迟发性耳聋的敏感个体, 这种筛查模式称为"听力-基因联合筛查"。

听 力 保 健

77. 日常生活中如何保护好听力?

首先,不随意掏耳朵。保持外耳道清洁是对的,但过分掏耳朵会带来许多不良后果,尤其切不可随意地乱挖耵聍(俗称"耳屎")。耵聍有保护外耳道的作用,一般会随着口腔的运动向外自行脱落,无须作特别处理,但如结成硬块,造成外耳道阻塞,那就应去医院处理。

其次,避免感冒及感冒时用力擤鼻涕,防止中耳炎的发生。对于婴幼儿,母亲要避免平躺着喂奶的做法,因为这样奶水容易呛入孩子中耳腔,导致中耳炎的发生。

再次,要尽量避免使用耳毒性药物,如链霉素、庆大霉素等。若病情需要必须使用时也应密切观察听力变化,一旦出现耳鸣等症状应立即停药。

还有,戴耳机听音乐时,应进行一定的时间限制,每天未成年人最多不能超过一个小时,成年人最多不能超过两个小时,而且最好半小时左右休息一会。要尽量减少在迪厅、KTV等强音刺激场所的停留时间,避免造成噪声性聋。长期在噪声强的环境中工作(纺织车间、电锯电钻等),应注意佩戴防护耳罩。

当然养成良好的生活方式也是保护耳朵的一个重要措施,平时要避免过度劳累,注意休息;中老年人则要预防高血压,糖尿病的发生。对于突然发生的一侧耳鸣、耳聋,不可掉以轻心,应立刻到医院请耳科专家就诊,以免延误最佳治疗时机。

78. 如何预防药物性聋?

大家都知道有些药会伤肝肾,其实听力也常易被药物所伤。据统计,我国后天性耳聋中药物所致者约占70%,幼儿由于药物性聋会导致聋哑。2007年春节晚会表演"千手观音"的聋人演员,大多由药物所致。

事实上，只要大家重视药物致聋问题，大部分患者可以免受其害。

耳毒性药物有近百种，最多见的是抗菌药，尤以氨基糖苷类抗生素为主。这类药所致耳聋占所有药物性聋的40%以上，常用药有链霉素、卡那霉素、庆大霉素、阿米卡星、小诺米昆、妥布霉素等。除氨基糖苷类抗菌药外，其他可以引起耳聋的抗菌药还有红霉素、米诺环素、万古霉素、多黏菌素等。滥用抗生素成为导致药物性聋的重要原因。

药物性聋破坏的是感知声音最重要又最脆弱的部位——**耳蜗毛细胞**。毛细胞是听觉神经的末梢感受器，正常情况下毛细胞把声能转化成生物电冲动传给大脑听觉中枢，人才能听到各种声音。耳毒性药物专门伤害毛细胞，让人不能感受外界声音。这种聋属于"感音神经性聋"，现代医学难以治愈。

药物性聋发生概率并非人人相同，特别是氨基糖苷类药物所致耳聋常有遗传因素，其与人体细胞线粒体核酸变异密切相关，存在变异者容易发生耳毒性，即使一次用药也可能致聋。

只要大家足够重视，药物性聋完全可以预防。

临床医生开处方前要仔细询问患者疾病与家族史、过敏史、用药史，严格掌握适应证，慎重选用，避免不合理使用或联合使用多种具有耳毒性的药物；对病毒感染引起的疾病，如麻疹、水痘、流感等，并不需要应用抗生素。若有抗菌药物的适应证，药物种类、用量及使用时间都要注意。

对儿童避免随便使用抗生素。必须用时，需选择无耳毒性抗生素，剂量宜小，疗程宜短，尽量不要静脉给药和避免联合用药。

母系亲属中有对某种药物致聋者，其后代均绝对禁用该类药物。

孕妇、老人与肾功能不良患者需避免使用耳毒性药物。凡有肾功能损害和感音神经性聋患者，使用抗生素更要慎重，用药方法与剂量应注意。

对用可疑耳毒性药物者及长期需用耳毒性药物者（如结核患者），应严密观察，定期进行听力监测，有条件时应定期进行血药监测，发现异常及时停药。用药期间还需考虑临床其他情况，如发热、脱水等。

患者就诊时,应主动向医师详细介绍自身状况,包括用药史、肝肾功能、家族史等,家庭成员与近亲属中具有后天性耳聋者,更需及时向医生说明。

一旦发现药物性聋迹象,应及时就医治疗,可选择维生素、神经营养药和血管扩张剂等,必要时可加用激素,治疗可持续 2 ～ 3 个月。

79. 如何预防噪声性聋?

由于噪声性聋现在还没有根治的办法,最好的方法还是平时预防。为此,我们要注意以下措施,加强防护,发现听力下降,要及时脱离噪声源和到医院治疗。

- 加强噪声性聋相关知识的宣教。让更多的人认识到噪声性聋的危害和发生的原因,同时掌握控制噪声和预防噪声性聋的方法。

- 工作和生活中要严格遵守国家噪声卫生标准。1989 年 9 月 26 日公布了《中华人民共和国环境噪声污染防治条例》,为治理噪声,预防噪声性聋提供了法规和技术上的保证。条例规定:8 小时工作噪声容许标准为 85 dB(A),如果暂不能达到的可适当放宽,但不得超过 90 dB(A)。噪声暴露时间不足 8 小时,即接触时间减半,噪声可容许增加 3 dB,但不得超过 115 dB(A)。

- 最积极、最根本的预防噪声性聋的方法是噪声控制。要达到国家噪声卫生标准,使噪声缩减到安全限度内[85 ～ 90 dB(A)],必须采取相应的措施,采用各种隔音防震、吸声的措施,如中间种植树木、安装隔音板、吸音棉等。

- 做好个人防护。平时尽量远离强噪声,如必须接触 90 dB SPL(声压级)以上的噪声时,应当使用护耳器、抗噪声头盔等专业防护用具。没有专业防护用具时即使外耳道内塞以棉花亦能起到一定的防声作用。减少噪声接触时间,每日在噪声环境持续工作时间中要有短暂休息,可以减低噪声对听力的损害。

- 应对噪声环境就业者进行就业前听力检查。患有感音神经性聋和噪声敏感者，应避免在强噪声环境工作。定期对在噪声环境中工作者做听力检查，以便早期发现，早期处理，避免听力进一步下降。个人体质不同敏感性也不同，对噪声敏感者最好调整工作环境。

- 必要时进行药物防治。如果有噪声性聋发生的早期迹象或已经发生耳聋，为了挽救残存听力和防止听力损失进一步加重，可以采用药物防治。目前预防和治疗噪声性聋的药物种类主要有改善微循环药物、皮质类固醇、促进神经营养代谢药物等；另外，也可采用高压氧治疗，改善内耳供氧，有利于耳蜗功能的恢复。

- 噪声性听觉损伤易感者筛选。近年来，国内外对噪声性听觉损伤易感性的研究成为噪声防护研究的一个新的热点。人群研究表明，噪声性听觉损伤主要和噪声暴露量成正比，强度越大、暴露时间越长、则听力损失越严重。很多研究还表明，噪声性听觉损伤存在很大的个体差异，同样的噪声暴露，一部分个体很快出现噪声性听觉损伤，甚至出现噪声性聋；而另外的一部分个体则具有相当的耐受性。筛选出这些易感个体，可作为特定职业人员参选时的一个标准，从而从根本上做到对这类人群的保护。

- 生活中噪声性聋防治。戴着耳机听音乐或外语，既不影响他人，又可避免外界干扰，是一种潇洒、雅致、舒适的精神享受。殊不知，由此也会带来某些潜在危害性。经常使用"随身听"或耳机会损伤人的正常听力，使人们在不知不觉中患上感音神经性聋。有关医学资料表明，当人耳听到的音量达100 dB时，时间较长可造成不可恢复性听力损伤；当音量高达110 dB时，足以使人体内耳的毛细胞死亡，严重者还会造成听力丧失病症。

目前，一些MP3的音量可高达115 dB，即使音量未开到最大，收听摇滚乐时也达95 dB，收听DISCO音乐高达110 dB以上。而且，很多耳机是入耳式设计的，使用不当或者是音量太大都可以对耳膜造成直接的伤害。因此，建议大家少用耳塞式耳机，平时使用"随身听"音量尽可能低些,一般不宜超过 80 dB,连续收听时间不宜超过 1 小时。

在公交车或大街上等噪声很大的地方,最好不要用耳机听音乐,因为为了盖过噪声,人们常会不自觉地加大音量,对耳朵的伤害更大。同时,切不可长时间听,最好每次不超过 1 小时。

另外,别在睡觉的时候听音乐,否则耳塞夹在枕头和耳朵之间,会对耳膜造成伤害;如果听着听着睡着了,耳朵处于休眠状态时,所受的损害会更加明显。

总之,噪声性聋的预防重点在于加强相关知识的宣教,提高人们的认识,严格遵守国家噪声卫生标准,加强个人防护,以及定期进行听力检查。

80. 老年人听力下降怎么办?

老年听力损失是继关节炎、高血压之外,全世界发病率第三的老年性疾病。听力下降,若不加干预,老年人与家人及朋友沟通时,会增加双方交流疲惫感,继而很可能会引起脾气暴躁、抑郁、焦虑等异常情绪,还增加了患阿尔茨海默病的风险。除此之外,听觉中枢长期不接受声音刺激,会产生退化。等到老年人耳聋严重时再来干预,干预效果已经达不到理想状态。所以,老年人听力下降需要警惕,做到早发现、早诊断、早干预。那么,老年人听力下降后应该如何处理呢?

- 病因治疗,避免再次下降。当老年人发生中耳炎、突聋等疾病要及时到医院进行治疗,以防随着病程的发展引起听力不可逆性的进一步下降。早期治疗是任何听力损失可能得以恢复或减少其不良后果的关键。老年人要避免不良生活习惯:生活中饮食要忌"三高一低"(高糖、高盐、高胆固醇、低纤维素);避免过度喝酒、吸烟,多吃新鲜绿叶蔬菜和适量黑芝麻、核桃、花生等,这些食物含维生素 C、维生素 E 较多,能改善末梢血流量,有利于降低血液黏稠度,从而保护内耳。同时定期体育锻炼,改善全身的健康状况,减慢衰老的过程。

- 助听器干预。助听器,其本质为声音放大器,能将声音扩大到适应人耳需要的强度,对于轻、中度聋乃至重度聋的患者是一种有效、无创、无危害的干预手段。助听器根据外形可分为耳背式、定制式、盒式三大类,目前盒式助听器因其固有的一些缺陷而使用者较少。根据老人自身情况,年纪、听力损失程度等来选择合适的助听器。

- 人工耳蜗干预。助听器输出有一定限制,且放大过多会引起声音失真、啸叫,对于重度、极重度耳聋的患者可能无法满足其实际需求,人工耳蜗弥补了助听器的不足。人工耳蜗分为两部分:一部分在体外,收集声音;另一部分是通过手术把内部接收器、电极植入到耳内。两部分内外呼应,最终将声音信号传递给听神经到达大脑,形成听觉。若有严重听力障碍,需在医生的建议下选择合适的手段尽早干预。但植入人工耳蜗需要全麻手术,老年人需要符合一定的适应证才可进行。

81. 如何预防老年性聋?

老年性聋发病过程缓慢不易被发现,易被低估和忽视,致使老年性聋患者长期得不到有效干预。因此,预防老年性聋非常重要,以下是常见的预防方法。

- 养成良好的饮食习惯,营养均衡,多吃瓜果蔬菜,补充锌、铁、钙等微量元素;
- 戒烟戒酒,防止心脑血管疾病的发生从而导致内耳供血不足;
- 加强体育锻炼,促进血液循环,全面提高身体素质;
- 避免耳外伤、避免使用棉签掏耳、避免耳内异物或液体;
- 避免使用耳毒性药物,如链霉素、新霉素、庆大霉素等;
- 远离噪声环境,调低电视手机音量,少用耳机;
- 采用健康的生活方式,可减少慢性疾病的发生,并延缓与年龄有关的神经退行性变的发生,从而减轻听力损失。

参 考 文 献

［1］ 吴皓, 黄治物.新生儿听力筛查 [M].2 版.北京: 人民卫生出版社,
2014: 271.

［2］ 吴皓, 黄治物, 杨涛.先天性耳聋三级防控体系建设 [J].听力学及言
语疾病杂志, 2017, 25（1）: 1-4.

［3］ 吴皓, 孙常领.感音神经性耳聋的基因治疗研究进展 [J].中国听力
语言康复科学杂志, 2017, 15（3）: 201-204.

［4］ Dawes P. Hearing interventions to prevent dementia[J]. HNO, 2019,
67(3): 165-171.

［5］ Nieman CL, Oh ES. Hearing loss[J]. Ann Intern Med, 2020, 173(11):
C81-C96.

［6］ Cunningham LL, Tucci DL. Hearing loss in adults[J]. N Engl J Med,
2017, 377(25): 2465-2473.

［7］ Lieu J, Kenna M, Anne S, et al. Hearing loss in children: a review[J].
JAMA, 2020, 324(21): 2195-2205.

［8］ Patel R, McKinnon BJ. Hearing loss in the elderly[J]. Clin Geriatr
Med, 2018, 34(2): 163-174.

［9］ Nakatomi H, Miyawaki S, Kin T, et al. Hearing restoration with
auditory brainstem implant[J]. Neurol Med Chir (Tokyo), 2016,
56(10): 597-604.

［10］ Roche JP, Hansen MR. On the horizon: cochlear implant
technology[J]. Otolaryngol Clin North Am, 2015, 48(6): 1097-1116.

［11］ Puram SV, Lee DJ. Pediatric auditory brainstem implant surgery[J].
Otolaryngol Clin North Am, 2015, 48(6): 1117-1148.

［12］ Noij KS, Kozin ED, Sethi R, et al. Systematic review of nontumor pediatric auditory brainstem implant outcomes[J]. Otolaryngol Head Neck Surg, 2015, 153(5): 739−750.

［13］ Hainarosie M, Zainea V, Hainarosie R. The evolution of cochlear implant technology and its clinical relevance[J]. J Med Life, 2014, 7 Spec No. 2(Spec Iss 2): 1−4.

［14］ Bouccara D, Mosnier I, Bernardeschi D, et al. [Cochlear implant in adults][J]. Rev Med Interne, 2012, 33(3): 143−149.

［15］ Schwartz MS, Wilkinson EP. Auditory brainstem implant program development[J]. Laryngoscope, 2017, 127(8): 1909−1915.

［16］ Shannon R V. Auditory implant research at the house ear institute 1989−2013[J]. Hear Res, 2015, 322: 57−66.